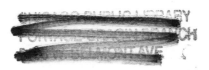

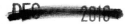

Cómo prolongar la juventud

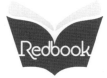

Dr. Nicholas Perricone

Cómo prolongar la juventud

Traducción de Carme Geronès y Carles Urritz

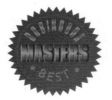

Título original: *The Perricone Prescription*
© Nicholas Perricone
Published by arrangement with HarperResource, an imprint of HarperCollins Publishers, Inc.

© Redbook Ediciones, s. l., Barcelona.
Diseño de cubierta: Regina Richling.
Ilustración de cubierta: iStockphoto

ISBN: 978-84-9917-381-8
Depósito legal: B-934-2016
Impreso por Sagrafic, Plaza Urquinaona, 14 7º 3ª, 08010 Barcelona

Impreso en España - *Printed in Spain*

*Dedicado al admirado profesor y mentor
del Henry Ford Medical Center de Detroit (Michigan),
el doctor Clarence S. Livengood, e. p. d.,
director emérito del Departamento de Dermatología,
ex director ejecutivo del American Board of Dermatology del
Hospital Henry Ford*

AGRADECIMIENTOS

Quisiera expresar mi más sincero agradecimiento a los extraordinarios amigos y compañeros que me han ayudado con tanta generosidad, entre los cuales: Anne Sellaro, agente literaria, amiga, colaboradora y productora ejecutiva, quien con su inigualable competencia, entusiasmo y creatividad me ha demostrado que todo es posible. A mis amigos y colegas de la Facultad de Medicina de la Universidad Yale por su amabilidad y apoyo incondicionales en mi trabajo. A la Facultad de Medicina Humana de la Universidad del Estado de Michigan. A Larry DeNardis, Jaqueline Koral y Thad Henry, de la Universidad de New Haven. Al Departamento de Dermatología del Hospital Henry Ford. A Dan Cody. A Tony Tiano y a todos los de Santa Fe Ventures. A Diane Reverand. Al equipo de HarperCollins: Jennifer Brehl, Megan Newman, Kate Stark, Shelby Meixlick, Josh Marwrll, así como a todo el equipo de ventas, a Donna Ruvituso, Diane Aronson y Robin Bilardello. A David Vigliano. A Neil Mahler, Sylvia Bennet y el equipo del Public Broadcasting System (PBS-TV). A Christiane Nortrup, doctora en medicina. A Stephen Sinatra, doctor en medicina. A. Harry Preuss, doctor en medicina. A mi entregado equipo en Clinical Creations, gracias por todo su apoyo y duro trabajo. A mis encantadores hijos Nicholas, Jeff y Caitlin. A mis padres: gracias a ellos todo ha sido posible. A Madeline Perricone, por su inapreciable investigación y perspicacia, quien ha contribuido decisivamente en muchos proyectos de investigación futuros. A Vincent Perricone, por su apoyo y amistad durante años.

INTRODUCCIÓN

Podemos considerarnos afortunados, pues vivimos en una época en que la ciencia ha alargado de forma significativa nuestras vidas. Los adelantos en investigación y tratamiento médico nos auguran una longevidad sin precedentes. Según la Administración de la Seguridad Social de Estados Unidos, actualmente la media de esperanza de vida en el nacimiento se sitúa en 73,9 años para los hombres y en 79,6 años para las mujeres. El Massachusetts Institute of Technologie ha publicado hace poco un informe sobre pruebas de laboratorio que afectan a los genes que controlan el envejecimiento. Según el *The New York Times*, si algún día se consiguiera crear, a partir de estos estudios, un medicamento que funcionara para los seres humanos, podríamos disfrutar de un periodo de vida de hasta 170 años, la mayor parte del cual en perfecto estado de salud. De todas formas, pese a que dicha longevidad aún no es una realidad para nosotros, sí podemos contar con que viviremos unas décadas más que los miembros de la generación de nuestros padres, con un funcionamiento pleno, con vitalidad y productividad.

Los cardiólogos han seguido el funcionamiento de los mecanismos del corazón y la circulación y han desarrollado distintas técnicas para la prevención y la solución de las enfermedades cardíacas. Los neurólogos e investigadores en este campo están abriendo nuevos caminos en el conocimiento del complejo equilibrio existente entre los neurotransmisores y las hormonas en nuestro cerebro, así como las deficiencias y excesos que provocan el envejecimiento. Los oncólogos y quienes investigan en el terreno del cáncer han dado pasos de gigante en la lucha contra esta enfermedad. Se han producido avances importantísimos en el tratamiento de enfermedades crónicas como la diabetes, el Parkinson, la artritis y otras muchas.

La ciencia registra adelantos en la lucha contra la enfermedad y el mantenimiento de un buen funcionamiento corporal mucho más tiempo. Pero todos estos avances se limitan a la parte interna. Nuestra piel —lo que ve todo el mundo— es el órgano mayor de nuestro cuerpo, y cuando la piel envejece, deja al descubierto su situación ante el mundo. Si bien no podemos detener el paso de los años, sí somos capaces de evitar que la piel se arrugue, pierda tersura y adopte un tono apagado. Durante los años que pasé como profesor adjunto de Dermatología en la Facultad de Medicina de la Universidad de Yale y en los quince años que dediqué a la práctica en la medicina privada y en la investigación, he atendido a miles de pacientes. La investigación que he llevado a cabo ha desembocado en una serie de tratamientos que demuestran que hoy en día tener aspecto de persona mayor y sentirse mayor es optativo. Todos podemos detener y evidentemente evitar el claro deterioro de la piel y lucir así nuestro mejor rostro. Podemos librarnos para siempre de las arrugas siguiendo el programa de 28 días de este libro.

Si el lector es como la gran mayoría, probablemente habrá ojeado las fotos del antes y el después que presenta el libro. Decidí que participaran en el programa de 28 días para la eliminación de las arrugas personas normales y corrientes, que llevaban una vida ajetreada. Uno de los grupos estaba formado por voluntarios de la sede de mi editorial en Nueva York. Cuarenta hombres y mujeres siguieron dicho programa durante un mes. En este periodo, documentamos los cambios producidos y en estas páginas incluimos una selección de fotografías sobre ellos.

Por otro lado, en Johnson & Johnson llevaron a cabo una serie de pruebas clínicas sobre el DMAE (dimetilaminoetanol) y obtuvieron unos resultados estadísticos y visuales extraordinarios, los cuales presentamos detalladamente en el capítulo 5. Ellos también tomaron las fotos del antes y el después a los participantes. En realidad, no se trata de instantáneas seductoras. De hecho, se realizaron en un marco clínico, bajo un estricto control: el del estudio fotográfico que posee la sede de Johnson & Johnson en Nueva Jersey. La cámara y las luces son fijas y los asientos en los que se tomaron las fotografías están sujetos al suelo. Una abrazadera sujeta la barbilla de cada una de las mujeres. Con ello se asegura que la cabeza esté en la misma posición en la instantánea del antes y la del después. No se hicieron trucos con la iluminación ni con el ángulo de la cámara. Ni siquiera se modifica un ápice el pelo de las mujeres. No se trata de fotos de diseño ni de mujeres modelo, pero cuando el lector constate las mejoras en sus rostros quedará deslumbrado.

Antes de empezar el programa que presentamos, tal vez será interesante probar el lifting facial mediante la alimentación en tres días. Si durante el corto periodo de tres días comemos únicamente lo sugerido, notaremos enseguida una mejora en nuestro aspecto, al tiempo que experimentaremos un aumento de energía. Mostré dicho milagro en tres días en el programa *Good Morning America* y sus resultados causaron sensación. Mi primer libro, *The Wrinkle Cure* (El remedio contra las arrugas), se convirtió de la noche a la mañana en un best-seller. El lector puede iniciar esta dieta de tres días cuando decida tener un aspecto extraordinario y sentirse a gusto. Ya sea porque nos preparamos para una entrevista de trabajo, para una cita muy especial, para un importante acontecimiento social o una demostración en el trabajo, el lifting facial mediante la alimentación en tres días conseguirá que tengamos un aspecto radiante y lleno de energía.

Recomiendo al lector que pruebe de inmediato esta dieta. Una vez concluida, a buen seguro sus claros efectos le estimularán para seguir con el libro y descubrir por qué nos gusta tanto nuestro aspecto y nos sentimos tan bien. No es de extrañar, pues, si ya hemos experimentado en nuestras propias carnes el funcionamiento del plan en sólo tres días, podemos imaginar lo que lograremos con un programa de veintiocho días.

En el capítulo 2, «La relación entre inflamación y envejecimiento», desarrollamos la teoría científica que respalda nuestro trabajo. La investigación me ha demostrado que los indicios del envejecimiento —entre los que cabe citar las arrugas, piel marchita, las mandíbulas caídas, los párpados faltos de tersura, las bolsas e hinchazón bajo los ojos— son los resultados de la inflamación. La inflamación es un posible culpable, un elemento que contribuye en la mayor parte de enfermedades graves y dolencias degenerativas, desde el cáncer al Alzheimer, de la artritis a la apoplejía. Las dietas que fomentan la inflamación, la exposición a la luz del sol, los contaminantes ambientales y muchísimos otros agentes atacan nuestras células e influyen en la generación de elementos químicos inflamatorios. Dicha inflamación, que aún no presenta síntomas de enfermedad, persiste día tras día, año tras años y nos lleva a una serie de estados enfermizos y también a la enfermedad del envejecimiento. En efecto, el envejecimiento es una enfermedad: una enfermedad inflamatoria crónica, en constante progreso, cuyos resultados siempre causan la muerte. En el capítulo 2 explicamos cómo se produce la inflamación en el plano celular y presentamos la investigación que hemos llevado a cabo sobre unos antiinflamatorios efectivos: antioxidantes que frenan la inflamación y solucionan los daños causados por esta. Si somos capaces de evitar y detener la inflamación podremos evitar y detener los síntomas del envejecimiento.

Llegados a este punto, estamos dispuestos a abordar los cuatro aspectos del programa de 28 días: dieta, complementos, cuidado de la piel y ejercicio. En el capítulo 3 exponemos con detalles la dieta para la eliminación de las arrugas, compuesta por alimentos antiinflamatorios. Es verdad que somos lo que comemos. Como es cierto también que lo que comemos puede arrebatarnos la juventud. Los alimentos no adecuados provocan un envejecimiento rápido, prematuro; un tono de piel que muestra agotamiento, un tono demacrado, sin color; un tono muscular fláccido, endeble; una piel facial arrugada, apergaminada y reseca; fatiga; escasa energía cerebral. Quien inventó el *Happy Meal* no iba de camino hacia la fuente de la eterna juventud. La dieta que proponemos aquí proporciona juventud, elimina las arrugas, da color a la piel y definición a los músculos. Si comemos siguiendo las normas contra las arrugas recuperaremos los pómulos salidos, la definición de la mandíbula y el resplandor de una piel sonrosada. Experimentaremos un aumento de la vitalidad, nuestras facultades cognoscitivas y de concentración se agudizarán y mejorará nuestra memoria. ¡La dieta para la eliminación de las arrugas se convertirá en nuestro nuevo estilo de vida!

En el capítulo 4 repasamos los suplementos que estimulan la transformación y perfilamos el programa global de complementos. Nuestro objetivo es el de reconstruir y rejuvenecer los cuerpos y la piel desde el interior. Utilizando con un objetivo concreto antioxidantes, aminoácidos, vitaminas y minerales conseguiremos un cúmulo de resultados, desde agudizar nuestra energía cerebral hasta renovar las células, pasando por la eliminación de las grasas, la mejora del tono muscular, la recuperación de la memoria y la intensificación de la libido. La salud y la piel bonita van juntas, y los complementos adecuados nos ayudarán a mantenerlas.

En el capítulo 5 se aborda el tema del cuidado de la piel para combatir el envejecimiento. Exponemos en él nuestra propia investigación y los descubrimientos obtenidos, en los que nos hemos basado para crear tratamientos tópicos. Cuando se aplican antiinflamatorios a la piel, los resultados son poco menos que milagrosos. Estas maravillosas pociones, que funcionan de fuera hacia dentro, nos proporcionan una sorprendente mejora a corto plazo, acumulativa, en la calidad de la piel. Explicaremos cómo penetran en las células cutáneas, las fortalecen y revitalizan el éster de la vitamina C, el ácido alfa lipoico, el DMAE, el PPC (colina polienilfosfatidil), la supervitamina E (tocotrienol) y los polifenoles del aceite de oliva. Recomendamos una amplia gama de productos para el cuidado de la piel a los que todo el mundo puede tener acceso. El lector encontrará indicaciones para su tipo específico de piel y consejos especiales para los tipos afroamericano, mediterráneo, latino y asiático.

Es imposible conseguir un aspecto radiante sin realizar ejercicio con regularidad. En el capítulo 6, «Consigamos un aspecto radiante» nos centramos en los tres elementos clave para estar en forma: cardiovascular, vigor muscular y flexibilidad. Prácticamente todo tipo de ejercicio tiene unos efectos claros, positivos y antiinflamatorios en nuestras células. El citado capítulo presenta un plan sencillo para incorporar el ejercicio a nuestra vida cotidiana. El ejercicio no tiene que ser a la fuerza monótono, como le demostrará al lector nuestro plan completo para estar en forma.

El capítulo 7 resume el sencillo programa de 28 días. Nos limitaremos a seguir el programa y descubriremos los extraordinarios cambios que se producen en nuestro cuerpo y en nuestra actitud. En cuanto estemos ya en la onda, nos sentiremos tan bien que ni por asomo vamos a desviarnos del camino, al contrario, adoptaremos el programa de Perricone para la eliminación de las arrugas como sistema de vida.

Echaremos una ojeada a la emocionante vía que sigue la investigación, así como a algunos de los sorprendentes avances que podremos constatar en un futuro no muy lejano, en el capítulo 8.

Por último, no hay que olvidar los apéndices, donde se presentan veintisiete deliciosas, y sencillas, recetas que nos permitirán disfrutar más si cabe de las comidas que eliminan las arrugas. Encontraremos asimismo cuestiones referentes a los productos para el cuidado de la piel, complementos vitamínicos y medicina contra el envejecimiento.

Nuestra sociedad está obsesionada con la juventud. En mis conferencias, a menudo pregunto a las mujeres del público: «¿Cuántas tenéis la sensación de que vuestro marido o novio parece más joven que vosotras? ¿Acaso él lleva mejor el envejecimiento?». La mayor parte de mujeres levanta la mano. Es cierto que muchas mujeres no envejecen tan bien como los hombres. Pero hay que tener también en cuenta que los síntomas del envejecimiento no afectan sólo a las mujeres. El programa de Perricone es tan efectivo para el hombre como para la mujer. En efecto, en mis consultas, tengo el mismo número de hombres que de mujeres como pacientes. Y lo más importante es que *La revolución antiedad* nos proporcionará un método de probada eficacia para solucionar los múltiples síntomas del envejecimiento prematuro y detener su avance. No tenemos necesidad de perder a los cuarenta o más adelante la suavidad de la piel, algo tan importante para conseguir un aspecto juvenil. Siguiendo el programa de 28 días para la eliminación de las arrugas se rejuvenecerá nuestro rostro y todo el cuerpo y comprobaremos que envejecer es una opción.

Puesto que sigo dedicándome a la investigación, para mí es muy importante la reacción del lector. Quien desee hacerme llegar comentarios sobre el programa o sus efectos puede enviar un mensaje a www.nvperriconemd.com.

Espero que el lector esté impaciente por empezar. El lifting facial mediante la alimentación en tres días le situará en la vía rápida para la recuperación de una piel eternamente joven, tersa y radiante.

NICHOLAS PERRICONE,
doctor en medicina

Capítulo 1
EL LIFTING FACIAL MEDIANTE LA ALIMENTACIÓN EN TRES DÍAS DEL DR. PERRICONE

Cada mañana sigo la misma rutina. En cuanto llego a la consulta, me tomo un gran vaso de agua y me pongo la bata blanca recién planchada. Me siento, echo una ojeada a la agenda del día, reviso los últimos resultados de las pruebas de laboratorio realizadas a mis pacientes y leo las notas referentes a la primera consulta.

Todos los días siento la misma emoción: la del desafío de ayudar a cambiar la vida de mis pacientes. Pese a que llevo diez años de práctica activa, sé que el dermatólogo siempre tiene sus recompensas, pues los resultados son patentes. Los especialistas en medicina interna o cardiología, por ejemplo, saben que si los pacientes siguen sus tratamientos y recomendaciones, pueden prolongar sus vidas e incluso salvarlas, pero jamás experimentarán la emoción de ver reaparecer a uno de sus enfermos con una piel bonita y saludable después de haber sufrido —a veces durante años— alguna enfermedad que ha afeado su aspecto y destrozado su calidad de vida. El lifting facial mediante la alimentación en tres días es un regalo, un don que nos permitirá vivir la alegría de la transformación. Quien siga el plan expuesto en este capítulo verá los resultados con sus propios ojos.

A alguien tal vez le parecerá que la promesa de un cambio en el aspecto en tan sólo tres días es algo demasiado extraordinario para ser verdad. Pero con sólo seguir durante un corto periodo de tiempo la dieta que elimina las arrugas experimentamos unos cambios espectaculares, y no sólo en el aspecto externo, sino también en la forma en que nos sentimos. Vamos a considerarlo como una prueba. Antes de abordar el programa de un mes probaremos con el plan de tres días que se explica en este capítulo.

El lifting facial mediante la alimentación en tres días se centra en la comida, el mejor aliado que poseemos en nuestra lucha contra las arrugas, la flaccidez y la pérdida de tono de la piel. En cuanto veamos y notemos sus resultados, nos daremos cuenta de que tenemos la clave del lifting en la nevera. La dieta de tres días que se presenta en este capítulo es un reflejo de los conceptos básicos de nuestra investigación sobre inflamación y envejecimiento. Contando con la ciencia como apoyo a mis recomendaciones, estoy convencido de que el plan de tres días le funcionará al lector, como ha funcionado a la mayor parte de mis pacientes.

Un día apareció en mi consulta Jill, ex modelo de cuarenta y cinco años y actualmente directiva de una empresa de gestión financiera. Estaba interesada en la cuestión del antienvejecimiento. Pasamos a la sala de reconocimiento y allí tuve la primera impresión de que la mujer tenía un aspecto endeble y frágil. Ni su bella sonrisa podía disimular el aspecto demacrado del rostro.

Cuando le hice unas preguntas generales sobre su estado de salud, me comentó que, además de sentirse preocupada porque aparentaba más años de los que tenía, su nivel de energía había tocado fondo. Jill me contó que se sentía apática, notaba constantemente el cansancio y a menudo la depresión. Si bien no se trataba de una depresión grave, veía que su vida ya no tenía chispa. Citó además una importante pérdida de libido, lo que creaba cierta tensión en la relación con su marido. Preocupada, Jill había acudido recientemente a un especialista en medicina interna, quien después de examinarla a conciencia había extendido un informe favorable. Había pedido después consulta con nosotros para ver si un planteamiento distinto podía aliviar sus síntomas. Le pregunté por su dieta y, tal como esperaba, constaté que estaba limitando terriblemente la ingestión de calorías y que prácticamente no tomaba proteínas. Jill admitió que durante los años que trabajó como modelo comía muy poco y que, en sus esfuerzos por reducir peso, cayó en la bulimia. Con un metro setenta y cinco, Jill apenas pesaba por aquel entonces cincuenta kilos. Al igual que Jill, muchas mujeres sufren carencias nutricionales. A consecuencia de las especiales reacciones químicas de su cerebro, las mujeres tienden a comer menos proteínas de las que necesita su cuerpo. La mujer, por naturaleza, posee unos niveles inferiores del neurotransmisor denominado serotonina, y esta importante sustancia que hace «que nos sintamos bien» se reduce aún más durante los ciclos menstruales. Para aumentar con rapidez los niveles de serotonina, la mujer se inclina por la ingestión de los hidratos de carbono, productos que provocan un aumento del nivel de azúcar en la sangre, reacción que revierte en un incremento de los niveles de serotonina. Si bien los hidratos de carbono generan un rápido incremento de los niveles de serotonina, en cuanto aumenta el nivel de azúcar en la sangre y se produce la respuesta de la insulina, bajan en picado de nuevo los niveles de serotonina, tal como explicaremos detalladamente en el capítulo 3. A fin de limitar la ingestión diaria de calorías, las mujeres tienden a excluir de su dieta las proteínas y optar por los hidratos de carbono, muchos de los cuales poseen unos altos índices de glicéridos, es decir, que el cuerpo puede convertirlos rápidamente en azúcar, como es el caso de la pasta, las patatas, los bollos, etcétera. Los hidratos de carbono son al mismo tiempo responsables directos de la pérdida de tono de la piel y del aumento de la grasa corporal. En cambio, con una adecuada dieta compuesta por las proteínas imprescindibles, hidratos de carbono con bajo contenido en glicéridos y los importantísimos ácidos grasos esenciales, pueden conseguirse unos niveles mucho más elevados de serotonina. Una dieta así mantiene altos dichos niveles, al tiempo que aviva el estado de ánimo y elimina el ansia de ingerir los poco saludables hidratos de carbono.

Al examinar a Jill, descubrí que tenía una piel terriblemente fina, casi translúcida. No presentaba deterioro a raíz del sol, gracias a que la idea de evitar las arrugas la había llevado a ser muy estricta en las exposiciones al aire libre. De todas formas, tal como iba a constatar Jill, la exposición al sol es una más entre las causas de las arrugas, aunque tenga su peso. Tenía una estructura ósea extraordinaria y la típica simetría facial de una modelo profesional. Sin embargo, cubría aquella perfecta estructura una piel muy arrugada, sobre todo alrededor de la boca y en la barbilla, donde se había deteriorado más, tal como constaté yo mismo, por la inflamación. Esta falta de tersura indica una nutrición inadecuada durante largo tiempo, una ingestión mínima de proteínas, y todo ello no puede solucionarse en tres días. No obstante, yo era consciente de que aquella falta de tersura iba a mejorar después del lifting facial mediante la alimentación en tres días y de que el programa a largo plazo reduciría el perjuicio acumulado.

Me pareció que Jill podía experimentar un cambio radical. Le prometí que si seguía durante los tres días del próximo fin de semana la dieta antiinflamatoria notaría un rejuvenecimiento: tendría un aspecto mejor y se sentiría renovada. Le proporcioné también un preparado a base de aminoácidos para administrar vía transdérmica. Se trata de un remedio que ha tenido un gran éxito en el proceso de recuperación de la libido.

Jill no creía que un simple cambio en la dieta pudiera conseguir tal transformación en su aspecto ni que un preparado fuera capaz de devolverle la libido. Pronto iba a comprender que la elección de los alimentos tiene una importancia capital en nuestro aspecto y afecta a las arrugas, el tono cutáneo, las bolsas e hinchazón de los ojos, así como a la vitalidad y a la limpidez facial.

El plan de alimentación para la eliminación de las arrugas tiene un alto contenido en antioxidantes antiinflamatorios. Esta dieta descarta todo tipo de alimentos que desencadenan una respuesta inflamatoria o tendente al envejecimiento. ¿Quién no se ha mirado al espejo por la mañana después de haber cenado con menú de comida china preparada? El rostro, pálido, hinchado, que nos observa desde el otro lado del espejo es el resultado directo de lo que hemos comido. De la misma forma que la comida inadecuada nos pone años —y nuestros ojos lo constatan—, los alimentos adecuados pueden quitárnoslos en tres días. Claro que cuanto más tiempo y con más rigor sigamos el programa de 28 días para la eliminación de las arrugas, más rejuveneceremos nuestro aspecto y más sanos nos sentiremos.

LA CLAVE DEL PLAN DE ALIMENTACIÓN PARA ELIMINAR LAS ARRUGAS

Presentamos aquí el plan de alimentación genérico, el que siguen nuestros pacientes. Todos los días hay que consumir:

- Entre ocho y diez vasos de agua.
- Tres comidas, repartidas durante el día (empezando siempre por las proteínas).
- Dos tentempiés, uno a media tarde y otro entre la cena y la hora de ir a la cama (empezando también por las proteínas). Cada comida o tentempié tiene que inccluir una de las fuentes de proteínas, hidratos de carbono y grasas bajo la forma de ácidos grasos esenciales omega-3 y omega-6 recomendados.

De momento, no hay necesidad de dominar la cuestión científica que apoya el hecho de ingerir este tipo de alimentos ni saber por qué son rejuvenecedores. No olvidemos que es una prueba. Vamos a especificar un menú para los tres días. En el lifting facial mediante la alimentación en tres días no caben las conjeturas.

UNA SEGUNDA OPORTUNIDAD

Cuatro días después de la primera visita, Jill volvió para la revisión. Estaba muy animada, emocionada, y afirmaba que jamás habría imaginado el cambio que uno puede conseguir con la comida de tres días. Su nivel de energía había aumentado. Al segundo día de haber iniciado el plan ya notaba más optimismo en el estado de ánimo y el porte. Al tercer día, apenas reconocía el rostro radiante, rebosante de alegría y vitalidad que le sonreía desde el espejo.

La piel de Jill empezaba a adoptar un brillo que recordaba el de la porcelana y sus poros habían disminuido notablemente. Parecía que los pómulos habían ascendido, las cejas también, y que las cavidades del rostro estaban más perfiladas. La piel de alrededor de la boca, antes sin tersura, arrugada, se veía más lisa. Todo el rostro de Jill transmitía una refinada elegancia.

Lo que más le costó en tres días fue superar el miedo a tomar tres comidas y dos tentempiés. Jill, al igual que muchas mujeres, no había comido tanto en un día desde la adolescencia.

Muchas mujeres evitan beber agua por miedo a hincharse, lo cual es un gran error. Casi todos nos encontramos constantemente en estado de deshidratación y en cambio, sólo tomamos agua cuando tenemos sed, es decir, lo hacemos tarde, y además tomamos poca. Todas las reacciones bioquímicas se llevan a cabo con el agua. Incluso cuando nos encontramos ligeramente deshidratados, el metabolismo desciende en un tres por ciento, y como resultado se gana medio kilo de peso cada seis meses. Es básico beber entre ocho y diez vasos de agua al día. Quien dude sobre los efectos de la ingestión de agua sobre la piel puede comparar un grano de uva y una pasa.

Jill siguió el régimen y obtuvo los resultados deseados. Yo sabía que si seguía con el programa de 28 días para la eliminación de las arrugas, el cambio sería mucho más espectacular. Buena parte del deterioro que ella consideraba que sólo podía arreglarse con Botox, cirugía o tratamiento químico con productos cáusticos tenía solución con el programa completo, en el que se incluyen también complementos, productos de uso tópico para el cuidado de la piel y ejercicio.

—Es como si me hubieran proporcionado una segunda oportunidad, la forma de revivir —comentó Jill—. Y no sé si me emociona más mi aspecto o el estado de ánimo. De lo que sí estoy segura es de que voy a abandonar los hábitos de antes.

Jill comentó además que el intensificador de la libido aplicado por vía tópica había hecho maravillas en ella.

Todos los pacientes que han probado el lifting facial mediante la alimentación en tres días han constatado, sin excepción, sus buenos resultados y han vuelto a la consulta convencidos de que el programa para la eliminación de las arrugas funciona. Lo mismo que comprobará el lector.

ANTES DE EMPEZAR

Todos sabemos que durante tres días uno puede soportarlo casi todo, pero descubriremos también que el lifting facial mediante la alimentación en tres días no es algo aburrido ni es una dura prueba. De entrada, buscaremos tres días durante los que podamos controlar lo que comemos. Por supuesto, no empezaremos durante las vacaciones o en un fin de semana que salgamos. Si bien podemos seguir el estilo de «comida que elimina las arrugas» en cualquier época y lugar, la mayoría de mis pacientes afirma que resulta más fácil empezar el régimen durante un fin de semana tranquilo.

La planificación es siempre una parte importante para el seguimiento de cualquier programa. Empezaremos por comprobar que tenemos a mano todo lo necesario o que estamos dispuestos a hacer la compra todos los días para tener la certeza de que comemos los alimentos más frescos del mercado. Después de los menús, presentamos una lista de la compra para que la preparación de los tres días resulte fácil y práctica.

Con el objeto de conseguir unos resultados óptimos, la dieta de tres días es más radical que el programa de 28 días. Es importantísimo tomar dos raciones de salmón todos los días. No recomendamos el salmón ahumado para la dieta de tres días, pues suele ser algo salado. Puede sustituirse el salmón a la parrilla (aliñado con un poquitín de mayonesa o zumo de limón recién exprimido) por salmón en lata, pero sólo una vez al día.

Comeremos sólo lo que marca el menú. Es básico eliminar totalmente el café de la dieta. El café provoca un aumento de los niveles de hidrocortisona e insulina, hormonas que aceleran el envejecimiento y acumulan grasa corporal. Podemos sustituirlo por té verde, que contiene polifenoles de catechin, antioxidantes que estimulan el metabolismo y frenan el envejecimiento. El té verde impide también la absorción de las grasas perjudiciales en un 30 por ciento mientras que el aminoácido theonina proporciona una sensación de tranquilidad y mejora nuestro estado de ánimo. Por otra parte, evitaremos evidentemente los refrescos *light* con gran cantidad de productos químicos.

Para conseguir un mayor vigor y vitalidad desde dentro hacia fuera nos limitaremos a comer la dieta del lifting facial mediante la alimentación en tres días. ¡Preparémonos para nuestra transformación!

EL MENÚ DE TRES DÍAS

Comeremos casi siempre las mismas cosas cada día. Recordemos que siempre debemos tomar las proteínas primero. Aunque esta dieta tiene un poco de variedad, una dieta restringida es más fácil de dominar ya que no debemos confrontar varias opciones.

Al despertar

- 225-350 mililitros de agua mineral.

Desayuno

- Una tortilla hecha con tres claras y una yema y/o un trozo de salmón a la parrilla o asado de 115 a 175 gramos.
- 225 gramos de avena en copos hervida (no instantánea).
- 1 trozo de melón cantaloupe de 8 centímetros y 125 gramos de frutos del bosque frescos (arándanos, a ser posible).
- 225-350 mililitros de agua mineral (como mínimo, más si nos apetece).

Almuerzo

- Un trozo de salmón a la parrilla o de atún de lata con bajo contenido en sodio conservado en agua o de sardinas en aceite de oliva (de 115 a 175 gramos).
- 450 gramos de lechuga, aliñada con 1 cucharada de aceite de oliva virgen extra y zumo de limón recién exprimido.
- 1 trozo de melón cantaloupe de 8 centímetros y 75 gramos de frutos del bosque frescos.
- 225-350 mililitros de agua mineral (como mínimo, más si nos apetece).

Merienda

- 60 gramos de pechuga de pollo con poca sal.
- 4 avellanas crudas sin sal.
- Media manzana verde.
- 225-350 mililitros de agua mineral (como mínimo, más si nos apetece).

Cena

- 115-175 gramos de salmón a la parrilla.

- 450 gramos de lechuga, aliñada con 1 cucharada de aceite de oliva virgen extra y zumo de limón recién exprimido.
- 250 gramos de espárragos, bróculi o espinacas al vapor con un aliño de aceite de oliva.
- 1 trozo de melón cantaloupe de 8 centímetros y 75 gramos de frutos del bosque frescos.
- 225-350 mililitros de agua mineral (como mínimo, más si nos apetece).

Colación

- 60 gramos de pavo poco graso con poca sal o de pechuga de pollo.
- 1/2 pera o manzana verde.
- 3 o 4 almendras o aceitunas.
- 225-350 mililitros de agua mineral (mínimo, más si se desea, pero tengamos presente que es antes de ir a dormir).

Este menú requiere seis tomas de 225-350 mililitros de agua. Además de esto, pueden tomarse como mínimo dos vasos adicionales durante el día. En el trabajo deberíamos tener siempre una botella de agua fresca sobre la mesa, igual que en el coche, y a mano en casa, para ir bebiendo mientras realizamos las tareas domésticas o cocinamos, para mantener una buena hidratación.

Eso es todo. ¿Podríamos encontrar algo más sencillo? Estas comidas y tentempiés exigen muy poca preparación, por ello no estaremos mucho en la cocina y nos ahorraremos tentaciones.

LA LISTA DE LA COMPRA

Aquí está todo lo que se necesita para preparar la dieta de tres días:

- Una docena de huevos frescos.
- Avena en copos (no instantánea). Los copos de avena instantáneos aumentan rápidamente la cantidad de azúcar en la sangre, causan un exceso de inflamación y anulan los resultados. El cuerpo absorbe lentamente los copos de avena del estilo de antes.

- Un mínimo de 750 gramos a 1 kilo de salmón fresco cortado en seis porciones.
- 250 gramos de pavo o pechuga de pollo cortada en finas lonjas.
- 1 lata de sardinas en aceite de oliva (si escogemos esta opción para el almuerzo).
- 1 lata de atún bajo en sodio en agua (si escogemos esta opción para el almuerzo).
- 2 cantaloupes maduros.
- 450 gramos de espárragos.
- 450 gramos de bróculi.
- 450 gramos de espinacas frescas.
- 2 lechugas .
- 1/2 kilo de fresas.
- 1/2 kilo de arándanos.
- 1/4 de kilo de frambuesas.
- 1/4 de kilo de moras.
- 3 manzanas verdes (por ejemplo, Granny Smith).
- 2 peras (o 2 manzanas verdes más)...
- 2 limones.
- Aceitunas de cualquier tipo, a granel o en lata.
- Almendras crudas sin sal.
- Avellanas.
- Nueces de macadamia.
- 225 mililitros de aceite de oliva virgen extra.
- 10 o 15 litros de agua mineral.

LOS BENEFICIOS

Cuanto más nos ajustemos a esta dieta, mejores resultados conseguiremos. Después de tres días, estaremos en disposición de controlar la inflamación y la retención de líquidos, y como resultado, la piel resplandecerá y la energía aumentará.

A fin de poder constatar unos rápidos resultados, limitamos el tipo de alimentos que pueden tomarse durante el lifting facial mediante la alimentación en tres días. En el programa de 28 días para la eliminación de las arrugas se permiten muchos más productos, y se trata de un estilo de comida que podemos adoptar para siempre. Ahora bien, cuando notemos que necesitamos un lifting especial, volveremos al plan de tres días para revitalizarnos. Podemos considerar que el plan de tres días es nuestra arma secreta, el balneario al que echamos mano en la dieta. Si seguimos este simple plan de comida podemos asegurar que siempre tendremos un buen aspecto y que nos sentiremos también mejor.

Soy consciente de que hace falta un acto de fe para seguir este plan ciegamente, aunque estoy seguro de que vale la pena probarlo. Explicaremos con detalle las teorías que apoyan el programa para la eliminación de las arrugas en el balance final del libro, así el lector comprenderá las importantes ventajas que poseen los alimentos que ingerimos en la lucha contra el envejecimiento. En el capítulo siguiente aprenderemos cómo la inflamación es causa del envejecimiento y la forma de frenar su implacable avance.

Capítulo 2
LA RELACIÓN ENTRE INFLAMACIÓN Y ENVEJECIMIENTO

A pesar de que hace muy poco que se ha admitido la relación existente entre inflamación y envejecimiento, yo he dedicado toda mi carrera médica al estudio de dicha conexión y a investigar la forma de evitarla. Hoy en día, la investigación, el mundo académico, la industria y la medicina aceptan la relación de causa a efecto entre la inflamación y las enfermedades degenerativas más crónicas, una lista sorprendente en la que se incluye la artritis, la esclerosis múltiple, la arterioesclerosis, el Alzheimer, la osteoporosis, el asma, la cirrosis hepática, las afecciones intestinales, la meningitis, la fibrosis quística, el cáncer, la apoplejía, la soriasis y, por supuesto, el envejecimiento.

En este capítulo estudiaremos la relación entre inflamación y envejecimiento en el ámbito celular y demostraremos cómo se producen las arrugas. Cuando el lector haya leído estas páginas y aprendido el funcionamiento de los radicales libres, jamás volverá a exponer la piel al sol sin una protección contundente. De todas formas, éste no es más que un aspecto que hemos aprendido a controlar. Nos hemos marcado como objetivo descubrir otras formas para evitar el deterioro celular oculto y gradual. Si queremos protegernos, tenemos que entender el proceso del envejecimiento,

ESTABLECER LA RELACIÓN

Cuando entré en la facultad de medicina, había estado en el ejército y también había dirigido la Asociación de distrofia muscular. Puede que el hecho de haber pasado esos años en el «mundo real» consiguiera que no me sintiera tan abrumado, que no aceptara tanto la sabiduría convencional y por ello pusiera más cosas en cuestión que los demás estudiantes. Siempre estaba dispuesto a remover más cosas, a poner en tela de juicio las ideas tradicionales.

Lo que me distinguía de los demás era también mi terrible interés por la nutrición. Cuando abandoné el ejército, dejé el uniforme de fajina pero no la fatiga. Estaba agotado mental y físicamente y padecía alergias. En mi búsqueda de ayuda, leí los libros de Linus Pauling y me intrigaron sus teorías sobre la vitamina C y el resfriado común. Leí asimismo la obra de Adele Davis, dietista —si bien algo radical— de los años sesenta y setenta. Me convencí de que los complementos podían ayudarme en mis dolencias y empecé a tomarlos. Al experimentar con una serie de complementos nutritivos fui recuperando la vitalidad.

Me incliné luego por el ejercicio y comprobé sus ventajas para la salud general. El ejercicio regular me ayudó a aumentar la masa muscular y a estar más en forma físicamente. Descubrí que, además de conseguir una mayor capacidad de trabajo, sentía más entusiasmo por éste y por mi vida cotidiana. Disminuyeron las alergias. Mejoraron de forma palpable las funciones cognoscitivas y de concentración. Me sorprendía, y emocionaba al mismo tiempo, vivir unos cambios tan espectaculares.

Incorporé mi experiencia personal a los estudios médicos. En las visitas a los pacientes, a menudo me preguntaba: «¿Cómo podría modificar terapéuticamente este proceso con algún complemento alimenticio?» Al estudiar distintos procesos de enfermedades me movía el deseo de encontrar nuevas terapias que pudieran complementar los tratamientos tradicionales. Me di cuenta de que interpretaba lo que veía de un modo distinto al de mis colegas. El planteamiento especial que adopté me permitió llegar a una serie de avances revolucionarios en el tratamiento del envejecimiento y del envejecimiento de la piel.

En los años que pasé en la facultad y posteriormente los tres años como residente en dermatología pude establecer importantes relaciones entre inflamación y enfermedad. Además de aprender sobre las cientos de enfermedades de la piel mediante el estudio, teníamos que ser capaces también de reconocerlas a través del examen clínico de los pacientes y luego identificarlas bajo el microscopio. Este proceso, en el examen clínico, recibe el nombre de «correlación histopatológica». Dicho de otra forma, en primer lugar observamos la enfermedad en la vida real y luego examinamos los tejidos bajo el microscopio. El proceso nos permite comprender en el plano microscópico la causa del aspecto clínico que observamos a simple vista. Al estudiar distintas formas de cáncer de piel, me fijé en que cada vez que veía bajo el microscopio un cáncer de piel, la inflamación surgía en el plano celular. Formulé la pregunta a mis profesores y ellos me explicaron que el cuerpo crea una respuesta inmunológica para intentar combatir el cáncer y ésta se traduce en inflamación. Seguí preguntando si no podía haber algo más, pues se detectaba inflamación aun cuando el cáncer no se había manifestado del todo, puesto que yo mismo había constatado inflamaciones en precánceres bajo el microscopio. Pregunté a mis profesores si una respuesta inflamatoria podía desencadenar o fomentar el cáncer. Pero ellos insistieron en su explicación de que la inflamación es una respuesta inmunológica.

Los estudiantes de medicina enseguida aprenden que la discreción es el punto que más se valora y este tipo de cuestiones no están abiertas al debate. Por otra parte, la opinión de un estudiante de medicina pesa poco. Aun así, yo no podía aceptar aquella respuesta. No sólo el cáncer y el precáncer presentaban inflamación bajo el microscopio. Observé una biopsia de piel que mostraba señales clínicas de envejecimiento y vi que también estaba presente la inflamación. En cambio una piel sin señales clínicas de envejecimiento no presentaba indicios de inflamación. Me intrigó tanto el descubrimiento que empecé a investigar la forma de demostrar la teoría que estaba surgiendo.

Para poder examinar bajo el microscopio la inflamación hay que manchar el portaobjetos que contiene la muestra para que la inflamación, suponiendo que esté presente, resulte visible. La inflamación tiene unas características inconfundibles y se presenta en forma de puntitos azul oscuro, que parecen confeti, aunque, evidentemente, no es motivo de celebración alguna. Más bien todo lo contrario. Encontramos «confeti» siempre que examinamos una piel envejecida. Me desconcertaba la aparición de esta respuesta inflamatoria. Me planteaba si no sería la inflamación la que causaba estos cambios en la piel. Empecé a plantearme que las arrugas eran una enfermedad, pues siempre que el deterioro cutáneo se traducía en arrugas aparecía la inflamación. Me formulé una serie de cuestiones. Las señales negativas del envejecimiento, ¿eran una realidad inevitable de la vida corriente? ¿O se trataba de una enfermedad anómala provocada por un estado inflamatorio? ¿Podían reducirse de manera considerable los efectos visibles del envejecimiento o evitarlos del todo?

Mis profesores consideraban que la inflamación no era más que una parte de la panorámica total, una consecuencia y no una causa. Se me comentó, por ejemplo, que nuestro dedo enrojece y se hincha (consecuencia) después de recibir un golpe accidental de un martillo (causa). Sin embargo, curiosamente, una de las piedras angulares de la terapia dermatológica es la cortisona, que es, evidentemente, un antiinflamatorio. Se describe en broma la práctica dermatológica diciendo que cuando uno ve una enfermedad de la piel y ésta está húmeda, hay que secarla; si está seca, se humedece; y cuando no se sabe de qué se trata, se trata con esteroides (corticoides), unos antiinflamatorios de gran eficacia. No conseguía entender porque el estamento médico se negaba a establecer la relación.

Era consciente de lo que había comprobado y no abandoné. Seguí creyendo que la inflamación estaba en el origen del cáncer y de otras enfermedades agudas y crónicas. Cada vez que observaba bajo el microscopio una enfermedad, desde la artritis a la enfermedad cardíaca, la inflamación era siempre uno de sus componentes. Todas las enfermedades que estudié tenían algo en común, ya se tratara de cáncer o de envejecimiento: la inflamación estaba presente. Me convencí de que la inflamación no era simplemente una respuesta secundaria. Decidí que la inflamación era la clave de todo el proceso de cualquier tipo de enfermedad.

Esta importante convicción me llevó a la creación de una teoría envejecimiento-inflamación y cáncer-inflamación que ha conformado la base de mis investigaciones durante décadas. Me di cuenta de que independientemente del origen de la enfermedad y de su causa, a menudo los antiinflamatorios resolvían el problema, o cuando menos reducían sus síntomas. La hidrocortisona lleva aparejados unos efectos secundarios serios y a menudo peligrosos. Si bien es cierto que puede resultar indicada para ciertas enfermedades dermatológicas, sus propiedades antiinflamatorias no están recomendadas para la mayoría de dolencias. Como quiera que estaba convencido de que la inflamación es la base de la enfermedad, me marqué como objetivo el encontrar antiinflamatorios capaces de detener, tratar y solucionar los síntomas sin provocar daños.

Evidentemente, como dermatólogo, mi primer paso se encaminó hacia la investigación para encontrar la forma de controlar la inflamación en la piel. Todos los problemas o enfermedades cutáneos que había visto tenían un componente inflamatorio. Nuestra piel padece constantemente la agresión interior y exterior por parte de unos elementos que crean inflamación: exposición al sol, contaminación atmosférica, jabones y productos para el cuidado de la piel ásperos, enfermedad interna, tensión, falta de sueño, consumo de azúcar, deshidratación y un largo etcétera. En los primeros puestos de la lista encontramos el azúcar y los alimentos que se convierten en azúcar con rapidez, conocidos como hidratos de carbono con alto índice glicémico (hidratos de carbono «malos»). (En el capítulo siguiente se exponen los efectos del azúcar.) He centrado mi investigación en anular estas amenazas para conseguir una piel saludable. El programa que he creado tiene como objetivo combatir la inflamación mediante la sinergia de la dieta, los complementos, el cuidado de la piel y el ejercicio. Para comprender porque dan resultado estas recomendaciones hay que conocer la mecánica de la inflamación y su relación con el envejecimiento y la enfermedad.

POR QUÉ ENVEJECEMOS

La teoría más aceptada del envejecimiento es la del radical libre. Los radicales libres son también la raíz de muchas enfermedades agudas y crónicas. En el ámbito celular, son responsables de graves daños.

Los átomos y moléculas que conforman nuestros cuerpos tienen uno o varios pares de electrones en sus órbitas externas. En los años cincuenta, Denham Harman, doctor en medicina, identificó radicales libres como átomos o moléculas que han perdido uno o dos de sus electrones, y así obligan a las moléculas radicales libres a completar sus estructuras. Cuando una molécula o átomo pierde uno de sus electrones, es inestable y trata de tomar otro electrón de cualquier otra molécula de su entorno inmediato. Si un radical libre obtiene un electrón de una molécula próxima a él, la citada molécula o átomo puede convertirse en radical libre. El nuevo radical libre ataca a su vez a la molécula que tiene cerca, y así sucesivamente. De esta forma, se produce una reacción en cadena de moléculas que buscan desesperadamente completarse y dejan tras ellas graves daños; cada vez que un electrón par se rompe, la molécula víctima de ello queda deteriorada. Denham Harman defendió que son los daños infligidos a estas moléculas los que llevan al envejecimiento. El estamento médico estuvo veinte años dejando a un lado la teoría de Harman. No empezaron a aceptarse sus teorías hasta que los científicos descubrieron por fin unas pruebas sobre la importancia de la química del radical libre en los sistemas de envejecimiento biológicos.

Gracias al doctor Harman aprendimos que los radicales libres son problemáticos. Alguien podrá preguntarse de dónde proceden. Los radicales libres proceden básicamente del oxígeno, cuyas moléculas tienden a perder un electrón y se convierten en inestables. Estas moléculas solitarias se denominan también «especies reactivas al oxígeno». Evidentemente, todos necesitamos oxígeno para vivir: forma parte del aire que respiramos y permite a nuestros cuerpos metabolizar el alimento y convertirlo en energía. Al mismo tiempo, el oxígeno se convierte en un elemento peligroso cuando pierde un electrón y pasa a radical libre, o especie reactiva al oxígeno. Si comprendemos el proceso podemos combatirlo.

LA FORMACIÓN DE LOS RADICALES LIBRES

La conversión de los alimentos en energía en nuestro cuerpo se lleva a cabo en orgánulos: estructuras minúsculas del interior de nuestras células denominadas mitocondrias. Podríamos imaginar las mitocondrias como «pequeños hornos» que toman unos alimentos descompuestos en su estructura química básica y combinan luego estos elementos químicos con oxígeno y producen agua y energía. El problema radica en el hecho de que cerca de un cinco por ciento de la energía producida se convierte en especie reactiva al oxígeno. Las reacciones químicas de las mitocondrias constituyen una fuente de radicales libres. Se crean además radicales libres a altísimos niveles en todo el cuerpo en cuanto se produce un traumatismo, una infección o inflamación. Cuando salimos al exterior en un día soleado, la luz del sol desencadena de inmediato la formación de radicales libres en nuestra piel, que causan daños en ella y también en el tejido de debajo. Vamos a describir con más detalle el proceso en este mismo capítulo.

Vivimos en un entorno rico en oxígeno. Afortunadamente, la naturaleza lleva incorporados mecanismos de defensa contra los radicales libres. Dichos sistemas de defensa se denominan antioxidantes y son los que evitan el deterioro producido por el oxígeno. El lector conocerá sin duda muchos antioxidantes, como la vitamina C, la vitamina E y el betacaroteno, todos los cuales proceden de nuestra dieta. Nuestro cuerpo fabrica también sistemas antioxidantes endógenos. Algunos de estos son sistemas de enzimas y otros aminoácidos, como el glutatión, que detiene por completo los radicales libres. El glutatión, compuesto por tres aminoácidos, controla el estado antioxidante de nuestra célula (hablaremos con más detención de este antioxidante más adelante). Vamos a centrarnos ahora en los estragos del radical libre.

LOS GUARDIANES DE LA PUERTA

Imaginaremos que una de nuestras células es un castillo. En su interior se encuentran unos componentes importantes, como el DNA y las mitocondrias, necesarias para la salud, la reproducción y la propia vida. Igual que el castillo, que está rodeado por un foso, la célula está recubierta por la membrana plasmática celular, llena de grasa. La membrana plasmática celular es una bicapa lipídica: dos finas capas de grasa pegadas entre sí. La membrana plasmática celular, al igual que el foso medieval, rodea la célula y la protege contra la invasión enemiga. No se limita a recubrir el interior fundamental de la célula (conocido como citosol). La membrana plasmática celular está cubierta con receptores para hormonas y neurotransmisores que permiten el funcionamiento del cuerpo.

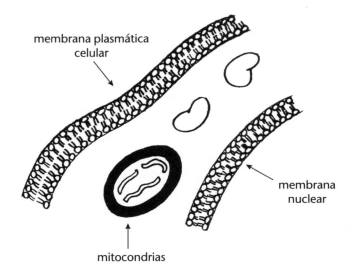

membrana plasmática celular

membrana nuclear

mitocondrias

Durante mucho tiempo, la mayoría de científicos ha creído que el citosol (núcleo de la célula), que contiene el engranaje vital de la célula, era el punto en el que se producía la mayor parte de deterioro del radical libre. Sin embargo, más tarde, el científico húngaro Imre Nagy discrepó de ello. Sostuvo que eran los radicales libres los que provocaban el peor deterioro en la parte exterior de la célula, en la membrana plasmática celular. Se conoce su teoría como la hipótesis del envejecimiento de la membrana. Nagy afirmaba que los radicales libres pueden provocar tanto deterioro en la membrana plasmática celular porque se trata de una zona de gran densidad molecular. Dicho de otra forma, la membrana plasmática celular posee una alta concentración de material vulnerable al deterioro. Por tanto, concluyó, la membrana plasmática celular constituye la primera línea de defensa en la protección de las células. Los radicales libres la dañan mediante ataques aleatorios; son inestables e imprevisibles. Por ejemplo: si una pelota de tenis bota en una habitación en la que hay sólo algunas sillas, no podrá deteriorar mucho los muebles. En cambio, en un lugar completamente amueblado, los rebotes de la misma pelota echarán al suelo una lámpara o harán añicos el juego de café de la abuela. El deterioro quedará patente. Puesto que la membrana plasmática celular está formada por una densa concentración de moléculas, seguro que los radicales libres provocan daños en ella.

membrana plasmática celular

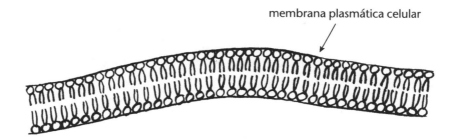

La membrana plasmática celular debe permanecer en estado fluido para funcionar de forma adecuada. A medida que envejecemos, la membrana se endurece y pierde su fluidez. Cuando la membrana se vuelve rígida, los nutrientes ya no pueden penetrar en la célula. Y al revés, cuando la membrana se ha hecho más gruesa y rígida, ya no deja pasar residuos de la célula. Estos se acumulan y provocan una ralentización de los sistemas de enzimas hasta que llega el punto en que no podemos ni reproducir el DNA o el RNA. Cuando la membrana celular pierde fluidez, no pueden funcionar los receptores de hormonas y neurotransmisores. Así es como envejece la célula.

Nagy se dio cuenta de que tenemos que proteger la membrana plasmática celular si queremos prevenir el perjuicio de los radicales libres. Puesto que los antioxidantes son radicales libres del sistema de defensa de la célula, Nagy subrayó los criterios para que los antioxidantes sean efectivos:

1. El antioxidante debe tener mayor afinidad con los radicales libres que con el tejido. En otras palabras, el antioxidante debe ser capaz de recoger el radical libre antes de que cause perjuicio a la célula.
2. El antioxidante no tiene que ser tóxico. El hecho de que una sustancia funcione como antioxidante en una probeta no necesariamente significa que tenga que funcionar así en el cuerpo.
3. El antioxidante tiene que ser capaz de llegar al punto donde se necesita la protección.

La membrana plasmática celular es un medio graso compuesto por dos capas de fosfolípidos (ver definición completa más abajo). Para que el antioxidante traspase esta capa grasa, tiene que ser liposoluble. Por otro lado, este antioxidante liposoluble debe tener suficiente fuerza para desactivar el radical libre antes de que dañe la membrana plasmática celular. Tal como vemos, es imprescindible que una terapia posea la estructura molecular correcta para protegernos de los estragos de la inflamación y el envejecimiento.

EL SECRETO CIENTÍFICO DE LA SALUD Y LA BELLEZA

En mi investigación, he dado un paso más a partir de los descubrimientos de los doctores Harman y Nagy. Mi desacuerdo con la primera hipótesis de la membrana puso al descubierto una característica nueva de la membrana plasmática celular. Si bien ésta es una protección contra el radical libre, también es una fuente de elementos químicos inflamatorios que causan estragos si penetran en el interior de la célula.

Como decíamos antes, la membrana plasmática celular está formada por dos capas de fosfolípidos. Podríamos imaginarnos la parte de fosfato como la cabeza y la de lípido, como la cola. La parte liposoluble (la cola de la molécula fosfolípida) señala hacia dentro, y la parte hidrosoluble (la cabeza) señala hacia fuera. Con ello obtenemos una bicapa lipídica estable, pues encontramos agua en el exterior y en el interior de la célula.

Cuando los radicales libres se generan a partir de la radiación ultravioleta —durante un paseo bajo el sol, por ejemplo—, estos tienen una vida de un nanosegundo. Por tanto, provocan un deterioro directo muy reducido. Pero dichos radicales libres de vida efímera son la causa de que los fosfolípidos de la membrana plasmática celular se descompongan formando elementos químicos inflamatorios tóxicos. Y estos pueden filtrarse posteriormente hacia el interior de la célula.

Cuando se descomponen los fosfolípidos producen un ácido graso, denominado ácido araquidónico, y grasas oxidadas. Algunas de estas grasas oxidadas se convierten en aldehidos, elementos químicos tóxicos, y desencadenan un estallido inflamatorio. Vamos a examinar el proceso

Sabemos que las bicapas lipídicas de la membrana celular poseen ocho veces más oxígeno que otras partes de la célula y que el oxígeno se descompone en grasas. El elevado nivel de oxígeno en la membrana celular crea el entorno ideal para la producción de radicales libres con base de oxígeno. Y son estos radicales libres los que más abundan en el cuerpo y los que más deterioro causan. Por tanto, cuando paseamos por el exterior y la radiación solar ataca nuestra piel, generando radicales libres con base de oxígeno, estos radicales tan reactivos atacan los fosfolípidos. En la corta vida del radical libre, los fosfolípidos se oxidan y se convierten en grasas oxidadas tóxicas. Las citadas grasas tóxicas, algunas de las cuales se convierten en aldehídos, penetran en la célula y dañan su interior, así como el DNA.

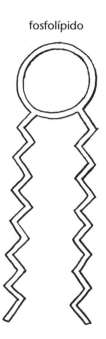

fosfolípido

EL EMPEORAMIENTO

Dicha grasa oxidada se mimetiza entre unos importantes elementos químicos del cuerpo, entre los cuales cabe citar el factor de activación de plaquetas, que controla la inflamación. La grasa oxidada se adhiere al receptor al que se uniría el factor de activación de plaquetas, engañando al cuerpo y generando un estallido inflamatorio que daña los glóbulos de la sangre y las arterias y nos sitúa en un estado de riesgo de que se produzcan unos coágulos de sangre mortales.

El ácido araquidónico es un ácido graso que libera la membrana plasmática celular cuando la inflamación (o los radicales libres) la atacan. Entonces, el ácido araquidónico se descompone en unos elementos químicos que favorecen la inflamación, como las prostaglandinas, que pueden causar los síntomas del síndrome premenstrual, entre los que se incluyen la hinchazón, el abotargamiento, la depresión, etcétera. Cuando el ácido araquidónico producido por la descomposición de los fosfolípidos en el ataque del radical libre invade las mitocondrias, obstaculiza la producción de energía y altera nuestro metabolismo. Entonces los alimentos, en vez de convertirse en energía, bajo la forma de adenosín trifosfato o ATP (fosfato con alto contenido energético que proporciona energía a las células), la energía se libera de una forma incontrolada y estimula la generación de más radicales libres. Estos, a su vez, dañan las mitocondrias y con ello la piel envejece más.

Los sistemas de enzimas oxidan el ácido araquidónico y lo convierten en una serie de elementos químicos que estimulan la inflamación,

como las prostaglandinas, los leucotrienos y los ácidos hidroeicosatetra-
noico (HETES). El interior de la célula es extraordinariamente sensible a
la inflamación y estos elementos químicos que la estimulan causan graves daños. Tengamos presente la reacción en cadena: cuando existe
inflamación estallan más radicales libres y con ello aparecen daños en
las células y se acelera el envejecimiento. El proceso consta de tres partes y es cíclico:

1. Una oleada de radicales libres ataca la membrana plasmática
   celular.
2. La membrana plasmática celular genera elementos químicos que
   favorecen la inflamación.
3. Los elementos químicos que favorecen la inflamación generan
   más radicales libres.

EL FACTOR SUPERVIVENCIA

La célula posee sus propias defensas, a las que podríamos llamar «el factor supervivencia». Los antioxidantes constituyen la defensa de la célula
contra los oxidantes (radicales libres). La célula controla la proporción
de oxidantes (los malos) y de antioxidantes (los buenos). A esta proporción la denominamos «el nivel de oxidación-reducción».

   He aquí lo que sucede en el plano celular. Los indicadores sensibles a
la oxidación-reducción informan sobre los niveles de cambio en esta y la
célula responde con las defensas. Acto seguido entra en acción el glutatión, un tripéptido que consta de tres aminoácidos. El glutatión es importante en las defensas de la célula contra los radicales libres y la tensión
oxidante y al tiempo regula el equilibrio químico de la célula. En cuanto
la célula sufre una grave tensión oxidante, aparece el glutatión en su
auxilio, aunque se consume con rapidez y sus niveles descienden. De
hecho, un nivel bajo de glutatión es casi el perfecto indicador de un estado inflamatorio crónico y agudo. Afortunadamente, hoy en día podemos
aumentar y mantener unos altos niveles de glutatión para potenciar al
máximo las defensas celulares. Más adelante presentaremos las estrate-
gias para conseguirlo.

EL NACIMIENTO DE UNA ARRUGA

El interior de la célula contiene un material gelatinoso que alberga el núcleo, el DNA, y los «factores de transcripción» de la proteína. Estas proteínas no son más que minúsculos mensajeros moleculares capaces de entrar en el núcleo para estimular nuestro DNA a fin de reproducir el ácido ribonucleico (RNA) y elaborar proteínas importantes para el funcionamiento de la célula. Vamos a concentrarnos en dos importantes factores de transcripción, el factor nuclear kappa B (FN-kB) y la proteína activadora 1 (PA-1). Estos factores de transcripción no se activan en la célula a menos que cambie el nivel de oxidación-reducción de esta y los radicales libres estén a punto de vencer al mecanismo de defensa celular, estado al que se denomina tensión oxidante. Cuando las células sufren tensión oxidante se activan los factores de transcripción. Entonces el FN-kB pasa al núcleo y se pega al DNA, con lo cual se producen las citoquinas que favorecen la inflamación, elementos químicos que se denominan «asesinos en serie» del campo celular. La PA-1 pasa al núcleo, donde estimula la producción de una gran variedad de elementos químicos, entre los que se incluyen las colagenasas, que asimilan el colágeno. Nuestra piel bella y joven, básicamente compuesta por colágeno, no posee defensas contra estas enzimas que asimilan el colágeno. Cuando este se ha asimilado se producen las microcicatrices que desembocan en arrugas.

EL MANANTIAL DE LA JUVENTUD

Hemos presentado una panorámica sobre la relación existente entre la inflamación y el envejecimiento. Todos los devastadores daños celulares que hemos descrito vienen estimulados por un solo elemento: la inflamación. Por lógica, podríamos pensar que la respuesta radica en los antiinflamatorios. Yo mismo me planteé que si conseguía encontrar un elemento químico que actuara como antiinflamatorio antioxidante en la membrana plasmática celular podría evitar buena parte del deterioro que observaba. Tenía que buscar unas moléculas antiinflamatorias antioxidantes liposolubles que pudieran proteger la membrana plasmática celular y evitar las reacciones en cadena que llevan al envejecimiento prematuro y a un gran número de enfermedades degenerativas.

Como comprobará el lector en los capítulos siguientes, descubrí una estrategia que reduce la tensión oxidante en toda la célula. Puede reducirse al mínimo la inflamación y evitar el envejecimiento acelerado mediante la protección de la membrana plasmática celular, las bicapas lipídicas que rodean unas partes importantísimas de la célula. Por medio de una serie de puntales alimenticios como el salmón, el aceite de oliva virgen extra y una serie de complementos antioxidantes, podemos luchar contra los estragos del tiempo en nuestros rostros y cuerpos. El ejercicio físico simple nos ayudará también a ganar la batalla.

Quien siga este programa controlará su ritmo de envejecimiento. La fórmula Perricone está formada tanto por el aprendizaje de lo que no hay que hacer como por el de lo que hay que hacer. Nuestras opciones pueden mantenernos jóvenes y también rejuvenecer nuestro estado físico y mental hasta unos niveles que jamás habíamos soñado, pero otras opciones también consiguen acelerar el proceso del envejecimiento. Dichos conocimientos pueden cambiar nuestra vida, como he experimentado yo mismo y han comprobado mis pacientes y alumnos. Cualquier persona puede mantenerse activa y gozar de buena salud a los ochenta. Todos podemos empezar una carrera a los setenta. En plena vejez uno puede practicar nuevos hobbies. Nuestras funciones cognoscitivas pueden encontrarse en el punto álgido a los sesenta y cinco o a los setenta. Ante nosotros se abre una nueva panorámica de vida con todos los matices. Sigamos el libro para optar por las alternativas correctas en la nutrición del cuerpo en el inicio del camino hacia la eliminación de las arrugas para siempre.

Capítulo 3
LA DIETA PARA LA ELIMINACIÓN
DE LAS ARRUGAS

Mis pacientes se sorprenden siempre cuando les comento que existe sólo un obstáculo que les impide sentirse jóvenes y que su aspecto esté de acuerdo con dicha sensación. Evidentemente, me preguntan cuál es este. Entonces les doy un espejo.

En cuanto uno acepta que su estilo de vida afecta a la forma en que va envejeciendo se sitúa en el camino de recuperar el aspecto y el vigor juveniles. La alimentación es un arma importante para combatir la inflamación. Lo que ingerimos alimenta nuestro cuerpo y mantiene los sistemas extraordinariamente complejos que nos mantienen vivos. El programa Perricone para la eliminación de las arrugas tiene en cuenta todo lo que nuestro cuerpo necesita para mantenerse sano y fuerte. La dieta para la eliminación de las arrugas nos mostrará las mejores opciones a tomar para conseguir la salud extraordinaria que habrá de reflejarse en todos los aspectos de nuestra vida.

A menudo me pregunto cómo es posible, entre tanta abundancia, que la mayoría de nosotros niegue al cuerpo y al cerebro los nutrientes imprescindibles para combatir el envejecimiento. Algunas personas presentan una grave deficiencia de peso, todos parece que sigamos una alimentación correcta y sin embargo la gran mayoría es más bien el mendigo en el banquete de la vida. Tenemos que proporcionar al cerebro los nutrientes que le hacen falta para funcionar a un nivel óptimo, para resolver los problemas, para mantener viva la memoria, para generar ideas creativas y para experimentar un estado de bienestar. Nuestro cuerpo necesita un aprovisionamiento constante de proteínas de gran calidad, así como las grasas adecuadas. Lo que el cuerpo no necesita es el azúcar y los hidratos de carbono con alto contenido glicémico, como el arroz, la pasta y las patatas. El azúcar y los alimentos que se convierten rápidamente en azúcar son importantes agentes inflamatorios y, por consiguiente, se cuentan entre los peores enemigos de nuestra piel.

Cuando no ingerimos las adecuadas proteínas de alta calidad, se produce la descomposición de las células y el cuerpo se ve incapaz de repararlas. Se trata de unos daños innecesarios y que pueden evitarse totalmente. En general, en lugar de las proteínas necesarias, consumimos grandes cantidades de alimentos que se convierten enseguida en azúcar en nuestro torrente sanguíneo y provocan una respuesta inflamatoria inmediata. Ahora ya lo sabemos: la inflamación equivale a envejecimiento. La inflamación es la razón que explica por qué nos salen arrugas, por qué nos olvidamos de todo, desde el lugar donde hemos dejado las llaves del coche hasta el nombre del vecino, por qué estamos irritables y nos sentimos deprimidos y por qué estamos perdiendo la salud que se disfruta en la flor de la vida.

Muchos retrocederán en el acto ante la idea de comer grasas, pues pensarán erróneamente que la grasa engorda. La aversión y el miedo galopante que siente nuestra cultura por las grasas son peligrosos. Los ácidos grasos esenciales son importantísimos para el buen funcionamiento de las células. Como médico, he constatado los estragos de la moda de las dietas con bajo contenido en grasas o carentes de grasa, y es algo alarmante. Nuestro cuerpo tiene que ser una máquina bien engrasada. Más adelante, en este mismo capítulo, conoceremos a Jack, quien sufrió los efectos terriblemente perjudiciales de una dieta con bajo contenido en grasas.

Con la dieta Perricone para la eliminación de las arrugas veremos la diferencia que existe entre las grasas que matan y las grasas que constituyen la clave de la longevidad y la salud. Si no suministramos a nuestras células los ácidos grasos esenciales, necesarios para alimentar las mitocondrias, nuestro cuerpo se ve incapaz de quemar y metabolizar la grasa que consumimos. Y lo que sucede entonces es que la grasa se acumula en forma de relleno en los muslos, las nalgas, la parte superior de los brazos y el abdomen. A partir de aquí vamos probando todas las dietas que se van poniendo de moda.

Este capítulo tiene como objetivo proporcionar al lector la base necesaria para que tome las decisiones alimenticias correctas todos los días. Cuando comprendemos hasta qué punto el azúcar estimula la inflamación, cuando nos hacemos a la idea de la reacción en cadena que nos destroza la salud, nos cuesta mucho menos no caer en la tentación de la galleta con chocolate o el plato de pasta. Cuando veamos claro que las proteínas son esenciales para reparar las células, que proporcionan todos los aminoácidos esenciales necesarios para la vida, decidiremos cambiar el equilibrio de lo que ingerimos, dejando a un lado los hidratos de carbono y optando por la mejor fuente de proteínas: el pescado. Si captamos hasta qué punto los ácidos grasos esenciales y el aceite de oliva monoinsaturado estimulan la salud y el buen aspecto veremos que debemos incorporar estas grasas a nuestra dieta y no evitarlas. Estos conocimientos han cambiado la vida a muchos de mis pacientes. Tomemos, por ejemplo, el caso de Megan.

MEGAN Y EL TÍPICO DESAYUNO AMERICANO

Conocí a Megan cuando pesaba unos diez kilos más de la cuenta. Era un persona apática, que vivía estados depresivos. Con frecuencia caía enferma, cogía todos los resfriados, gripes y virus estomacales que circulaban. Por su procedencia italo-irlandesa, tenía una tez olivácea. Su piel se veía fofa, algo colgante en las mandíbulas y con los poros muy abiertos. Independientemente de las horas de sueño, solía tener unos marcados círculos oscuros bajo los ojos.

Megan acababa de dejar un trabajo sin porvenir y, a los treinta y cinco años, se había matriculado en la universidad. Quería cambiar de vida y empezar con una dieta y una liposucción.

Megan, como todos nosotros, deseaba tener un aspecto agradable, un estado de ánimo positivo y optimista, llevar a cabo las tareas mentales al máximo nivel y poseer energía y motivación para mantenerse físicamente en forma. A muy pocos de nosotros nos darían un diez en cada uno de estos campos, y Megan no era una excepción. Sin embargo, ninguno de estos objetivos estaba fuera de su alcance. Sólo tuvo que aprender de nuevo todo lo que creía saber sobre su alimentación.

Lo creamos o no, no sólo la genética determina la capacidad cognoscitiva, la piel extraordinaria, la destreza atlética y el temperamento. En efecto, la genética interviene, pero la bioquímica determina el resto. Y ahí es donde podemos aprender a influir en las respuestas hormonales y químicas en el cerebro y en el cuerpo. La clave radica en la alimentación.

La alimentación es mucho más que unas sustancias que nos dan vida y nos mantienen en pie: es la herramienta más decisiva contra el envejecimiento. Las opciones que tomamos cada día —o incluso cada hora— influyen directamente en nuestro estado físico y mental, en el número de arrugas y de zonas fláccidas de nuestro rostro, en el tono muscular y corporal, en el estado de nuestros órganos internos, en nuestro funcionamiento del cerebro y la memoria y en el estado emocional y mental. La amplia gama de grasas, proteínas e hidratos de carbono que conforman la dieta moderna representan un cuerno de la abundancia farmacológico.

Si bien Megan deseaba empezar su transformación con la liposucción, yo le sugerí que se planteara primero una alimentación adecuada para reconstruir su cuerpo y conseguir que funcionara de forma óptima. Sabía, además, que los alimentos adecuados evitarían que cayera de nuevo en un estado depresivo.

Puesto que los alimentos actúan en nuestro cuerpo como una medicina, pueden animarnos o desanimarnos, confundir nuestro cerebro o acelerar nuestra capacidad cognoscitiva, intensificar la hiperactividad o provocar una fatiga extrema. Los alimentos nos pueden mantener despiertos o hacernos dormir. Los alimentos influyen en todas las funciones automáticas del cuerpo, desde la capacidad de quemar grasas a la regulación de las hormonas.

Pregunté a Megan qué tomaba para desayunar y me habló, satisfecha, del desayuno que toman diariamente millones de hombres y mujeres. Seguía religiosamente lo que ella consideraba una dieta saludable, con bajo contenido en grasas, y empezaba el día con:

- Un gran vaso de zumo de naranja.
- Un cuenco de cereales (integrales con pasas o copos de maíz) con plátano a rodajas encima.
- Leche descremada.
- Un bollo integral con bajo contenido en grasas.
- Un poco de margarina sin colesterol.
- Una taza de café.

He aquí lo que consigue en Megan este «saludable» desayuno. Al tomar el zumo, desencadena un estallido de inflamación en su cuerpo, puesto que inunda de azúcar el torrente sanguíneo. Con ello se produce súbito incremento del nivel de insulina, que acelera el proceso de enve-jecimiento, aumenta el riesgo de enfermedad cardíaca, de todo tipo de cáncer, pérdida de memoria y deterioro mental. Para colmo, la invasión de azúcar causa un cruce en diagonal del colágeno en la piel, proceso que estimula la aparición de las arrugas, la flaccidez y la pérdida de tono. El café provoca un mayor aumento del nivel de insulina, al tiempo que estimula la hidrocortisona, la hormona de la tensión, que hace que el abdomen acumule grasa y es tóxica para las células del cerebro.

Y el zumo no es más que el comienzo. Megan pasa inmediatamente a los cereales, el plátano y el bollo, y todo ello se convierte rápidamente en azúcar en el torrente sanguíneo y aumenta de forma peligrosa los niveles de insulina. Tomar cereales y plátanos es como ingerir todo el azúcar que contiene una barrita de *Snickers,* aunque ésta no es tan inflamatoria, pues contiene grasas. La grasa retrasa la absorción del azúcar y así se frena la producción de insulina, Puesto que la leche descremada y el bollo no contienen grasas, no hay nada que impida la conversión rápida de los hidratos de carbono en azúcar y así se produce un acelerado aumento de la insulina. Con este desayuno típicamente bajo en contenido graso, el cuerpo acumulará grasas con más rapidez que con la ingestión de una golosina en barra. Por otro lado, tiene un bajo contenido en proteínas, necesarias para reponer globalmente el cuerpo. La ausencia de grasas adecuadas puede generar distintos problemas, como depresión mental, enfermedades cardíacas y sequedad en la piel.

Tras una comida de este tipo, la serotonina, la química del cerebro que hace que uno se «sienta bien», desciende en picado, por tanto, no sólo engordaremos, nos arrugaremos y nos sentiremos fatigados, sino que también se resentirá nuestro estado de ánimo. Y las que sufran el síndrome premenstrual pueden estar seguras de que estos alimentos les intensificarán los síntomas. Veamos ahora como el azúcar crea y agrava la inflamación.

AZÚCAR, INFLAMACIÓN Y ENVEJECIMIENTO

El azúcar y los hidratos de carbono con alto índice glicémico —frutas y verduras que se convierten en azúcar con rapidez— crean inflamación en el ámbito celular en todo el cuerpo. Si ingerimos una gran cantidad de azúcar refinado o un plato de pasta que se convierte en azúcar en el torrente sanguíneo, el azúcar desencadena una respuesta de insulina en el páncreas para controlar el nivel de azúcar en la sangre del cuerpo. Los diabéticos tienen un páncreas que no funciona adecuadamente y, por consiguiente, poseen un alto índice de azúcar en la sangre, anomalía que deben tratar con insulina. Los diabéticos que controlan mal el azúcar en la sangre en realidad envejecen una tercera parte más deprisa que los no diabéticos. Las personas que sufren esta enfermedad suelen presentar una inflamación generalizada y patente en el cuerpo. Unos niveles de azúcar constantemente altos provocan insuficiencia renal, ceguera, ataques al corazón y apoplejía. Los estudios demuestran que los diabéticos que consiguen mantener un nivel normal de azúcar en la sangre pueden ahorrarse un 70 % de los problemas de salud.

El elevado nivel de azúcar en la sangre desencadena una serie de reacciones químicas en el cuerpo que crean inflamación. De entrada, el azúcar en la sangre reacciona con los minerales del cuerpo, como el hierro y el cobre, y crea radicales libres, los cuales, a su vez, atacan las bicapas lipídicas de las membranas de nuestras células. Ello desencadena un estallido de elementos químicos que favorecen la inflamación, provocan un mayor deterioro y aceleran el envejecimiento.

El azúcar causa inflamación de distintas formas. Cuando aumenta el azúcar en la sangre se crean unos radicales libres que oxidan las grasas. Tal como aprendimos en el primer capítulo, las grasas oxidadas son un elemento negativo. También puede oxidarse el colesterol de nuestro cuerpo. Sabemos que existen dos tipos de colesterol, el LDL y el HDL. Se supone que el LDL es el colesterol malo y que el HDL es el bueno. En realidad, el LDL no es malo a menos que se oxide. Un alto nivel de azúcar provoca la oxidación del LDL. Una vez oxidado, fomenta un poso de placa en las paredes de las arterias. Dichos posos provocan la obstrucción de los vasos sanguíneos y pueden desembocar en una enfermedad arterial coronaria.

Si bien antes se creía que una dieta con alto contenido en grasas saturadas, como las de la carne de vacuno, de cerdo, de cordero y los productos lácteos enteros, provocaba enfermedades cardíacas, eso no es del todo cierto. Estos alimentos no son más que una parte de la historia y no necesariamente la más importante. Una dieta con alto contenido en pastas, cereales, pan, arroz, pasteles de arroz, patatas, dulces, postres envasados y zumos puede favorecer también la enfermedad cardíaca. En otras palabras: puede ser peor el bollo que la hamburguesa. Lo mejor sería evitar lo uno y lo otro. Los diabéticos registran un índice más alto de enfermedad arterial coronaria que los no diabéticos, probablemente porque sus altos niveles de azúcar provocan la oxidación del LDL.

LA PARADOJA DE LOS HIDRATOS DE CARBONO Y LA PRODUCCIÓN DE GRASAS

A los norteamericanos nos han vendido muchas entelequias sobre qué hidratos de carbono debemos tomar y cuáles evitar. Nuestra dieta centrada en carne, patatas, productos lácteos, hidratos de carbono refinados y nuestra adicción al azúcar nos ha situado a la cabeza de los casos de cáncer, apoplejía y problemas cardíacos. Además podemos afirmar que somos el país con más obesos del planeta.

TENGAMOS PRESENTE ESTA REALIDAD IRREFUTABLE:

Producción de insulina = acumulación de grasa corporal

Siempre que el azúcar provoca el aumento de los niveles de insulina en el cuerpo se acumulan las grasas. Y esto lleva a la obesidad, aunque la ingestión calórica no sea necesariamente excesiva. Un pastel de arroz contiene aproximadamente 45 calorías y 0 gramos de grasa. Sin embargo, ese puntal alimenticio de millones de mujeres norteamericanas puede provocar aumento de peso. Los pasteles de arroz se convierten rápidamente en azúcar, ya que los copos de dicho cereal poseen un altísimo índice glicémico y favorecen la inflamación. La ingestión de un pastel de arroz desencadena una respuesta de insulina que nos hace acumular la grasa en lugar de quemarla.

GLICACIÓN, ENTRECRUZAMIENTO Y PIEL APERGAMINADA

No hace falta ser diabético para experimentar una respuesta inflamatoria a partir del azúcar. Incluso un cuerpo saludable queda perjudicado por el azúcar a causa de un fenómeno conocido con el nombre de glicación. Cuando los alimentos se convierten rápidamente en azúcar en el torrente sanguíneo, como ocurre con los hidratos de carbono con alto contenido glicémico, se produce la coloración parduzca o la glicación de la proteína en nuestros tejidos. La glicación es un proceso conocido desde hace tiempo por sus efectos en los alimentos almacenados: la pérdida de color y el endurecimiento. La glicación puede producirse también en la piel y crea en ella unos cambios perjudiciales, relacionados con la edad, en el colágeno, lo que se traduce en profundas arrugas.

Cuando se produce la glicación en nuestra piel, las moléculas de azúcar se pegan a las fibras de colágeno, donde desencadenan una serie de reacciones químicas espontáneas. Estas culminan en la formación y la gradual acumulación de entrecruzamientos irreversibles entre las moléculas de colágeno contiguas. Este considerable entecruzamiento de colágeno provoca la pérdida de elasticidad de la piel. Los filamentos de colágeno sanos se deslizan normalmente unos encima de otros y con ello se mantiene la elasticidad de la piel. Una persona joven puede sonreír o fruncir el ceño y con ello crear unas líneas en el rostro, que desaparecerán y la piel recuperará su tersura cuando abandone el gesto. En cambio la piel de una persona cuyo colágeno ha sufrido entrecruzamientos durante años a raíz de la ingestión de hidratos de carbono y azúcares no recupera la tersura al cambiar de expresión. Los profundos surcos permanecen, pues en esos puntos es donde las moléculas de azúcar se han pegado al colágeno, han endurecido las fibras y les han quitado la flexibilidad.

El vínculo existente entre el azúcar y el colágeno genera un gran número de radicales libres que provocan más inflamación. El fenómeno de la glicación en la piel se asemeja al proceso de curtido de pieles. Con el tiempo, la piel se convierte en algo que por un lado parece cecina y por otro, una bota usada, con una coloración desigual, muchas estrías y profundas líneas y surcos.

Aparte de hacerse visibles en nuestros rostros, podemos observar con facilidad en el laboratorio las propiedades envejecedoras de los hidratos de carbono. Los fibroblastos son las células productoras de colágeno y de fibras de elastina, las hebras del tejido que proporcionan a la piel su resistencia y flexibilidad. Si se añade tan sólo una gota de azúcar a un cultivo celular de fibroblastos, en un par de minutos observaremos un importante aumento de elementos químicos inflamatorios en las células. Incluso deberíamos añadir que la glicación se produce en todas las partes del cuerpo y puede destruir otros órganos vitales, como los riñones, los pulmones y el cerebro.

El azúcar también puede atacar los componentes de la membrana plasmática celular, creando unos elementos químicos denominados productos finales de glicosilación avanzada, que se conocen propiamente con el nombre de AGES. La acumulación de AGES en una célula puede desencadenar una disfunción y, como indica el acrónimo inglés, envejecimiento. En cuanto mis investigaciones demostraron los efectos del azúcar en la piel, los dulces y todo tipo de almidones perdieron para mí su atractivo.

EL JUEGO DE LA CLASIFICACIÓN: EL ÍNDICE GLICÉMICO

El índice glicémico constituye una de las claves para una apariencia más joven y una sensación de mayor vitalidad. Se trata de un medio simple que nos orienta como si fuera un mapa de carreteras en el laberinto de alimentos seductores que reclaman nuestra atención en los estantes del supermercado y las cartas de los restaurantes. Esta escala clasifica los alimentos según sus consecuencias en los niveles de azúcar de la sangre.

El índice glicémico I sitúa los alimentos en una escala del 1 al 100, y es esta última cifra la que indica el incremento de los niveles de azúcar en la sangre a consecuencia de la ingestión de azúcar. El programa Perricone de 28 días excluye los alimentos que tienen un índice glicémico superior a 50. El yogur natural, por ejemplo, posee un índice glicémico de 14, cifra aceptable. El pan blanco, por el contrario, presenta un índice glicémico de 95, lo que significa que se digiere rápidamente y pasa a inundar de glucosa nuestro torrente sanguíneo. Una barrita de desayuno «sana» se sitúa en 87, ¡y una bolsa de los antiguos copos de cebada consigue que se dispare hasta 100!

Existen dos versiones del índice glicémico: una basada en el azúcar (glucosa) equivalente a 100 y otra basada en el pan blanco equivalente a 100. Las dos son buenos indicadores del valor relativo de distintos alimentos. Yo me inclino por la lista basada en el azúcar y los números que aparecen en este capítulo reflejan esta preferencia. Para más información actualizada referente a las clasificaciones de índices glicémicos de los alimentos que ingerimos, podemos consultar: http://www.mendosa.com/gi.htm.

TERRORES GLICÉMICOS

He aquí los alimentos que hay que evitar a toda costa. El índice glicémico indica de que forma afectan los alimentos en los niveles de azúcar en la sangre. El índice mide el incremento del azúcar en la sangre a las dos o tres horas de haber comido. Las clasificaciones que atañen a esta lista y a todas las del capítulo se basan en un nivel de glucosa igual a 100.

Postre helado de tofu (no lácteo)	115
Barra de pan blanco	95
Pan sin gluten	95
Arroz instantáneo	90
Cereales de arroz	89
Bollo para hamburguesa	87
Pastel de arroz	82
Copos de maíz	82
Arroz hinchado	82
Pretzels	81
Barquillos de vainilla	77
Donut	76

Gofre	76
Chips de maíz	73
Bollo con agujero	72
Caramelos	70
Croissant	67
Pastel de ángel	67

Podemos tener almacenadas cinco mil calorías extra en los muslos y no poderlas quemar porque la insulina crea una «barrera» en el torrente sanguíneo, lo que significa que el cuerpo no puede acceder a estas calorías para quemarlas. Si queremos desprendernos de estas cinco mil calorías y dejar que nuestro cuerpo viva sin esta grasa, no comamos nada que posea un índice glicémico superior a 50. De no ser así, la oleada de insulina desencadenada por los alimentos con alto contenido glicémico garantizará la permanencia de la grasa corporal completamente «bloqueada» en su lugar, independientemente del número de calorías o gramos de grasa que contenga el alimento.

LAS MEJORES OPCIONES COMO ANTIOXIDANTES

Aguacate
Pimientos
Frutas del bosque
Melones cantaloupe y de pulpa verdosa
Verduras de hoja verde oscura (espinacas y col rizada)
Calabaza de color naranja
Salmón
Tomates

Si bien es obvio que el lector no va a lanzarse de inmediato a comer un pegajoso bollo, es conveniente que lo piense dos veces antes de optar por una zanahoria, pues tiene un alto contenido en azúcar. A quien le interese un planteamiento más amplio sobre el tema le sugeriría que leyera *La Zona* del doctor Barry Sears, quien colaboró como pionero en la aceptación del índice glicémico en el control de azúcar en la sangre, en la pérdida de peso y en la mejora del rendimiento general.

HIDRATOS DE CARBONO: EL BUENO, EL FEO Y EL MALO

Los azúcares simples —entre los cuales cabe citar el azúcar de mesa, la miel, la melaza y el jarabe de arce— deben relegarse al baúl de los recuerdos. Me refiero a la época de las caries, del acné y el aumento de peso. Se trata de unos alimentos sin valor nutritivo que crean de inmediato una reacción inflamatoria en las células. Si queremos mantener el aspecto juvenil y que nuestros músculos y articulaciones funcionen a un nivel óptimo debemos evitar todos estos alimentos.

ALIMENTOS QUE HAY QUE EVITAR

Arroz	Fideos
Avena	Fritos
Azúcar	Frutos secos
Bebidas alcohólicas (incluyendo aperitivos, licores, vino, cerveza)	Galletas
	Gofres
	Guisantes
Bollitos de mantequilla	Harina
Bollos	Helado
Budín	Leche entera
Café	Maíz, jarabe de maíz
Calabaza	Maizena
Caramelos	Mango
Cereales (excepto copos de avena no instantáneos)	Mantequilla
	Margarina
Chocolate	Melaza
Condimentos preparados	Mermelada y gelatina
Crema de queso	Mezcla de crema de leche o nata
Crepes	
Croissants	Miel
Donuts	Naranjas

Nata entera	Queso duro (excepto feta,
Palomitas de maíz	parmesano y romano)
Pan	Refrescos (incluyendo los
Papaya	*light*)
Pasas	Repostería
Pasta	Sandía
Pasteles	Sorbetes
Patatas	Tacos
Pato	Tocino
Pepinillos	Uvas
Perritos calientes	Vacuno
Pizza	Zanahorias
Plátanos	Zumo de fruta

Los hidratos de carbono complejos, como el maíz, la pasta, el arroz y el pan contienen nutrientes, entre los que cabe citar hierro, calcio, fibra y vitaminas B, pero, con contadas excepciones, causan más problemas que beneficios. Como grupo, pueden desencadenar un rápido aumento del azúcar en la sangre y crear un bloqueo de grasa en el cuerpo, lo que nos impide quemar o utilizar la grasa corporal para la energía. En la dieta para la eliminación de las arrugas, limitamos los hidratos de carbono de los cereales e incluimos únicamente cereales integrales, copos de avena no instantáneos y legumbres como las lentejas y las judías. Estos alimentos se absorben lentamente y no provocan una reacción inflamatoria a partir del aumento de los niveles de azúcar en la sangre. Para mantenernos jóvenes, la liberación de insulina en el torrente sanguíneo tiene que llevarse a cabo lentamente y con regularidad.

El tamaño de las raciones es otro factor que hay que tener en cuenta para mantener estables los niveles de azúcar en la sangre y evitar así las reacciones inflamatorias en el cuerpo. Incluso los alimentos antiinflamatorios pueden provocar una respuesta de insulina si tomamos raciones excesivas en una comida, y lo que hay que controlar con más cuidado es la ingestión de hidratos de carbono. En la dieta para la eliminación de las arrugas limitamos cada ración de lentejas, judías o copos de avena a como máximo 125 gramos por comida, puesto que una porción mayor de golpe podría desencadenar un ciclo inflamatorio.

El programa Perricone de 28 días no significa que debemos pasarnos la vida sin volver a probar una pizza, un plato de pasta o el pan. En cuanto hayamos establecido la dieta como parte de nuestro estilo de vida, podremos tomar uno de estos alimentos una vez a la semana. Si comprendemos el equilibrio, nuestro cuerpo sabrá utilizar algunos de estos alimentos. Si tomamos, por ejemplo, un plato de pasta, comeremos las proteínas antes. Escogeremos pasta integral con alto contenido en fibra (9 gramos de fibra por plato) y la herviremos al dente (dura). La serviremos luego aliñada con aceite de oliva, perejil recién cortado y ajo ligeramente salteado, cubriendo luego el conjunto con queso rallado italiano, como el parmesano. La fibra y el aceite de oliva retrasan la absorción de los hidratos de carbono en la pasta, lo mismo que la preparación al dente. Los antioxidantes y minerales del ajo y el perejil redondean la panorámica. No hay que olvidar, sin embargo, que lo primero que hay que tomar son las proteínas, para seguir luego con la pasta y la ensalada. No comeremos más que una pequeña porción de pasta: nunca más de 60 gramos en crudo. Si optamos por la pizza, comeremos una sola porción.

LOS HIDRATOS DE CARBONO BUENOS

El cuerpo necesita hidratos de carbono para su funcionamiento. Para satisfacer estas necesidades nutritivas, incluimos en la dieta entre cuatro y siete porciones de hidratos de carbono con bajo contenido glicémico en forma de fruta y verdura. Este grupo de alimentos contiene vitaminas, minerales y antioxidantes para frenar o neutralizar los síntomas del envejecimiento y suministrar al tiempo la energía esencial. Contienen también agua, que colabora en la hidratación de la piel y el cuerpo. Escogeremos alimentos frescos o congelados, pero evitaremos los enlatados, puesto que el calor y el procesamiento destruye muchos nutrientes y añade a los alimentos sal y azúcar, que no nos convienen.

ALIMENTOS PARA DISFRUTAR

Aceite de oliva
Aceitunas
Aguacates
Ajo
Almejas
Almendras
Apio
Arándanos
Arbeja china
Avellanas
Bacalao
Berenjena
Bogavante
Brócoli
Calabacín
Capón
Carne de cangrejo
Cebollas (roja y blanca)
Chalotes
Ciruelas
Claras de huevo
Col
Col rizada
Coles de Bruselas
Coliflor
Copos de avena
    (no instantáneos)
Coriandro
Endivia
Eneldo
Escarola
Espárragos
Filete de lenguado
Fletán
Frambuesas

Frutos secos
Gamba
Grelos
Hinojo
Hortalizas de hoja verde
Jengibre (fresco)
Judías (negras, blancas,
    frijoles)
Kiwi
Leche descremada
Lechuga
Legumbres
Limones
Lubina chilena
Manzanas
Mejillones
Melocotones
Melón cantaloupe
Melón de pulpa verde
Moras
Nata agria
Nectarinas
Nueces
Pavo
Pepinos
Peras
Perejil
Pez espada
Pimientos (verdes, naranjas,
    rojos, amarillos)
Platija
Pollo (carne blanca)
Pomelo
Queso feta
Queso parmesano

Rábanos	Sopa de lentejas
Rape	Té
Requesón, descremado	Tofu
Salmón	Tomates
Salmón ahumado	Trucha
Sardinas	Vieiras
Setas	Yogur
Soja	Zumo de tomate

Hay que evitar la fruta seca. Es un compacto de calorías y de fructosa, otra forma de azúcar. Si bien la fructosa no desencadena una respuesta de insulina, sí se adhiere al colágeno y forma la reacción de glicación.

Muchas frutas y verduras corrientes poseen un índice glicémico altísimo, por tanto, hay que estar alerta. Tan sólo la remolacha presenta un índice glicémico superior al de las zanahorias, el pilar de muchísimas dietas bajas en calorías. En efecto, las zanahorias tienen un índice glicémico superior al de las galletas o los helados. De todas formas, las zanahorias poseen cualidades compensatorias en forma de vitaminas y fibras, lo que no ocurre con las galletas.

No debemos plantearnos la ingestión de un alimento insano por el simple hecho de que tenga un índice glicémico inferior al de una fruta o

Frutas para la eliminación de las arrugas	Frutas menos convenientes
Cerezas	Albaricoques
Ciruela	Dátiles
Manzana	Mango
Melocotón	Piña americana
Naranja	Plátano
Pera	Sandía
Pomelo	Uvas

verdura. Si hay que escoger entre un bizcocho de chocolate y nueces y un plátano, optaremos por la fruta, que, como mínimo, nos proporciona vitaminas y fibra. Tengamos presente que el índice glicémico es una indicación aproximada, ya que si combinamos distintos alimentos, sus ritmos de absorción alteran y modifican el índice.

También es distinta la ingestión de los alimentos cocinados o en zumo. Las zanahorias, por ejemplo, presentan un índice glicémico superior cocinadas o en zumo. Así pues, si nos apetece una zanahoria, mejor comerla cruda. Siguiendo el plan que vamos marcando, no se nos planteará ninguna confusión sobre las opciones alimentarias. Todo lo que recomendamos aquí está por debajo del índice glicémico 50.

¿CONVENCIDOS YA?

¿Convencidos de lo perjudicial que puede ser el zumo de naranja, los bollos, los copos de maíz con plátano? ¿Y la pasta y el pan de ajo? ¿Y los refrescos y las patatas fritas? Todo esto y mucho más. No lo olvidemos: cuando ingerimos una cantidad excesiva de azúcar o hidratos de carbono que se convierten rápidamente en azúcar, nuestro cuerpo produce insulina en un frenético intento de disminuir el azúcar en la sangre. A la larga, los receptores de insulina de la superficie de las células ya no funcionan de forma adecuada y se deterioran. El azúcar en la sangre aumenta junto a los niveles de insulina, lo que lleva a un exceso de grasa corporal.

Los alimentos actúan como los medicamentos. La ingestión de un alimento adecuado nos protege y evita que los radicales libres produzcan los elementos químicos que facilitan la inflamación. La próxima vez que nos encontremos ante una comida con alto contenido en hidratos de carbono, con alimentos de alto contenido glicémico, debemos recordar que de entrada puede parecer que nos sientan bien, pero que desencadenamos un estallido inflamatorio en todos los órganos vitales del cuerpo, incluyendo la piel, que será la que mostrará estos efectos inflamatorios.

VEGETALES QUE ES MEJOR DEJAR EN EL PLATO

Boniato	Maíz
Calabaza	Patata asada
Chirivía	Remolacha
Habas	Zanahorias hervidas

En nuestra selección diaria de alimentos, sin darnos cuenta, escogemos algunos que actúan como un medicamento sobre nuestro estado de ánimo, las emociones y el estado físico. Por ello utilizamos expresiones como «adicto a los hidratos de carbono», «yonqui del azúcar», «enganchado a la comida basura» o «colocón de azúcar». El problema radica en los «altos» contenidos, puesto que todo lo que sube tiene que bajar, y la caída no resulta muy agradable, ya sea en el caso del azúcar o de la cafeína. Nuestro estado de ánimo se hunde y nos sentimos peor que antes de tomar un bollo, una galleta o un refresco con cafeína y azúcar. Por ello optamos por comer o beber más de lo mismo, con lo que agotamos el páncreas, estropeamos las suprarrenales y corremos el riesgo de generar resistencia a la insulina y contraer diabetes.

Como contrapeso, en este capítulo vamos a centrarnos en lo que tenemos que comer para perder grasa corporal, aumentar nuestra energía, hacer desaparecer las arrugas existentes y evitar que se formen otras nuevas, incrementar la elasticidad de la piel y el tono muscular y conseguir una mayor sensación de bienestar. Vamos a empezar por las proteínas.

DE MÁXIMA IMPORTANCIA

La proteína es el material básico de la vida. En efecto, el término «proteína» procede del griego y su raíz significa «primario» o «primero». Sin ellas, el cuerpo no podría desarrollarse ni funcionar. Puesto que el cuerpo humano sólo puede fabricar doce de los veintidós aminoácidos esenciales para la vida, los nueve restantes tienen que proceder de la ingestión de alimentos. Sin embargo, la dieta actual en Estados Unidos pocas veces contiene una cantidad suficiente de proteínas para mantener y cuidar la salud de las células y la piel.

Estoy casi convencido de que si hiciera una encuesta a mis pacientes y alumnos y les preguntara cuál es el alimento que más les atrae, nunca citarían un filete de salmón asado. La mayoría de mis pacientes cuenta que cuando siente hambre, lo primero que imagina es un café con leche y un brioche o un pastel de arroz con un refresco *light*. En un restaurante de comida rápida suelen pedir patatas fritas y una ensalada con un aliño sin grasa, y sus rostros lo reflejan. Por desgracia, la constante falta de proteínas donde primero se ve es en el rostro, pues los rasgos se difuminan y la piel adquiere un color blancuzco. Se desdibujan los rasgos marcados, el contorno de los pómulos y las mandíbulas. Cuando se agota la provisión de proteínas, el cuerpo debe buscar el alimento en sí mismo. Con ello se estropean los tejidos y los músculos.

Cuando sabemos qué es lo que buscamos, en seguida detectamos quien sigue una dieta con alto contenido en hidratos de carbono y bajo contenido en proteínas. Es algo que vemos en hombres y mujeres, incluso a los veinte años. No olvidemos, pues, que la falta de proteínas en la dieta se traduce en patentes cambios en el rostro y el cuerpo, unos cambios que no pueden calificarse como mejoras. El primer paso básico es el de asegurar que consumimos suficientes proteínas durante todo el día.

LO QUE SE ESCONDE DETRÁS DE UN ASPECTO AGRADABLE: COMO FUNCIONAN LAS PROTEÍNAS

En mis esfuerzos por encontrar la respuesta a por qué envejecemos, razoné que si el envejecimiento y el envejecimiento de la piel se caracterizan por un deterioro de las células, el antídoto contra el envejecimiento tendría que ser la reparación celular. Las proteínas son básicas para dicha reparación. Los componentes esenciales de nuestras células son los aminoácidos. Una vez digerida, la proteína se descompone en los aminoácidos que utilizan las células para su reparación. Sin las proteínas adecuadas, en nuestros cuerpos se acelera el proceso del envejecimiento. Los músculos, órganos, huesos, cartílagos, la piel y los anticuerpos que nos protegen contra las enfermedades están formados por proteínas. Incluso las enzimas que facilitan las reacciones químicas fundamentales en nuestro cuerpo —desde la digestión a la construcción de las células—

están formadas por proteínas. Este simple hecho vital puede cambiar nuestro aspecto, empezando con nuestra próxima primera comida. Si nuestras células no tienen un acceso total a todos los aminoácidos esenciales, la reparación celular, no sólo será incompleta sino que además se llevará a cabo con más lentitud.

En mi experiencia, he visto que la falta de proteínas crónica y prolongada lleva a la pérdida de tono en la piel del rostro y el cuerpo de muchas de mis pacientes. Su busto pierde tersura y presenta indicios de flaccidez. Después de unas semanas de seguir una dieta rica en proteínas de alta calidad (sobre todo las que se encuentran en pescados como el salmón), la piel adquiere firmeza en el rostro y el cuerpo y se nota un estiramiento, así como una mejora del tono y la textura de la piel.

Las investigaciones demuestran que las mujeres necesitan como mínimo 65 gramos de proteínas al día. La ingestión adecuada para los hombres oscila entre los 75 y los 80 gramos. El cálculo exacto depende de la altura, el peso y el nivel de actividad física. Estas exigencias en cuanto a proteínas pueden satisfacerse fácilmente con 275-400 gramos diarios de proteínas de alta calidad. Hay que tener en cuenta que especifico proteínas de alta calidad.

Recordemos este hecho fundamental: nuestros cuerpos no almacenan proteínas. Si deseamos mantener la tersura en el rostro y el cuerpo y el buen tono, la flexibilidad y la agilidad, debemos proporcionarles a diario provisión de proteínas de alta calidad. Repartidas en tres comidas y dos tentempiés al día.

Tal como ocurre con las grasas y los hidratos de carbono, no todas las formas de proteína son iguales. Cuando nos referimos a las proteínas, estamos hablando de proteínas animales. Si bien las dietas vegetarianas dependen de las proteínas obtenidas a partir de una combinación de cereales, verduras y legumbres para proporcionar al cuerpo los aminoácidos necesarios, las de los vegetales no son proteínas de alta calidad. Hemos descubierto también que las raciones de estos hidratos de carbono concentrados provocan unos problemas metabólicos que anulan sus posibles beneficios de cara a la salud.

Una ración de pechuga de pollo a la parrilla, por ejemplo, proporciona 28 gramos de proteína en 172 calorías. El contenido proteínico en 8 cucharadas de arroz hervido oscila entre 2-2,5 gramos y contiene 103 calorías. Habría que tomar 100 cucharadas de arroz —y con ello 721 calorías— para conseguir la misma cantidad de proteínas de la pechuga de pollo. Para colmo, el perfil aminoácido del arroz no es completo. Ocho cucharadas de judías contienen 7 gramos de proteínas y 110 calorías. Tendríamos que comer 32 cucharadas de judías para conseguir 28 gramos de proteínas —440 calorías— y las judías encima no proporcionan un perfil aminoácido completo. Las judías son una fuente importante de hidratos de carbono y fibra, pero no recomendamos más de 8 cucharadas por comida.

La combinación y el equilibrio de las proteínas es algo complejo, y muchos vegetarianos tienen problemas a la hora de conseguir las suficientes, ya sean proteínas de alta calidad o de otro tipo. Y hay que tener en cuenta también los efectos de este volumen de hidratos de carbono en el cuerpo. Ya sabemos el efecto que producen los alimentos a base de féculas, como las patatas, el arroz y el maíz, en las fibras de colágeno de la piel. Las dietas con alto contenido en hidratos de carbono producen un efecto inflamatorio que se ve reflejado en el rostro y el cuerpo. Yo mismo lo he constatado en mis pacientes vegetarianos, que en general parecen mucho más viejos de lo que son. Su piel es menos tersa y tiene un tono apagado en lugar de rosado. En general, son personas más taciturnas, malhumoradas, que se cansan con más facilidad que las que siguen nuestro plan alimentario.

LAS MEJORES OPCIONES EN EL CAMPO DE LAS PROTEÍNAS

Si bien recomendamos las proteínas animales, lo hacemos con ciertas reservas. Determinadas opciones proteicas pueden desencadenar una respuesta favorable a la inflamación, o lo que es lo mismo, acelerar el envejecimiento. Estoy convencido de que en cierta manera son erróneas las investigaciones anteriores que condenaban las grasas saturadas por su relación con las enfermedades cardiovasculares y otras. Las grasas saturadas que encontramos en los productos lácteos enteros y en las carnes rojas (como la de buey, ternera, cordero y cerdo) pueden desencadenar inflamación si se ingieren en grandes cantidades (a causa de su contenido en ácido araquidónico), por tanto deben limitarse las raciones. Es mejor optar por el pescado, las claras de huevo, el pollo sin piel y la pechuga de pavo.

Lo que necesitamos es pescado

De todos los alimentos que nos mantienen jóvenes, el pescado es el primero de la lista. Este alimento es una excepcional fuente de proteínas de alta calidad y fácil digestión con bajo contenido en grasas saturadas. Lo que distingue al pescado de otras importantes fuentes de proteínas es su tipo de grasa y su contenido en ácidos grasos, ambos con unos considerables efectos antiinflamatorios.

- El marisco posee muchos nutrientes. Y esto significa que nos proporciona gran cantidad de proteínas y un volumen significativo de vitaminas y minerales sin altos niveles de grasas saturadas y calorías.
- El marisco es una excelente fuente de proteínas completas y proporciona todos los aminoácidos esenciales. Las proteínas del marisco se digieren con facilidad y ello le convierte en la fuente de nutrición perfecta para las personas de todas las edades.
- El marisco es una fuente extraordinaria de vitaminas B y proporciona minerales y oligoelementos clave, como el calcio, el magnesio, el potasio, el fósforo, el azufre, el flúor, el selenio, el cobre, el cinc y el yodo, elementos necesarios para el adecuado desarrollo y crecimiento.
- El marisco contiene una cantidad muy reducida de grasa. Las grasas que contiene son «buenas». Muchas variedades de pescado y marisco no llegan al 5 % de grasa. Incluso el pescado con alto contenido en grasa no suele llegar al 15 %, proporción considerablemente inferior a la de la carne roja. El marisco contiene también menos grasas saturadas que otras fuentes de proteínas. Si sustituimos la carne por pescado en algunas comidas redu-

ciremos considerablemente la ingestión global de grasas y de grasas saturadas.

- El marisco suele tener un bajo contenido en sodio. La mayor parte del pescado fresco contiene cantidades muy reducidas de sodio, que oscilan entre 60 y 100 miligramos por 100 gramos de pescado crudo.
- La mayoría de mariscos presentan unos niveles de colesterol poco significativos, y observar el colesterol por separado puede resultar engañoso. Si bien el pescado en general tiene un contenido bajo en colesterol, el marisco lo tiene entre bajo y moderado. Incluso las especies que presentan unos niveles más altos de colesterol, como el calamar, contienen menos colesterol que los huevos, y se encuentran dentro del límite de los 300 miligramos diarios que recomiendan las principales organizaciones sanitarias.

FUENTE: *Seafood for the Good Life... A Basic Introduction to Seafood Nutrition*, National Fisheries Education and Research Foundation.

Las proteínas deben estar presentes en todas las comidas y tentempiés para proporcionar energía y los medios para la reposición celular durante el día. Al empezar nuestro programa, es conveniente pesar las raciones de proteínas de cada comida. Al cabo de unos días, ya podremos juzgar visualmente la porción correcta. Los pacientes que siguen nuestra dieta antienvejecimiento suelen empezar tomando pescado dos o tres veces por semana. Cuando ven la rapidez con la que mejora su piel, pasan rápidamente a tomar pescado en cinco o seis comidas por semana. Todo el mundo debería tomar una comida a base de marisco todos los días, y a base de salmón como mínimo cinco días a la semana. Podemos escoger entre pescado fresco, congelado, en lata o ahumado.

Asegurémonos de que salmón sea lo primero que escojamos. Podemos comprar el salmón rojo de Alaska o el rosado en lata. Tiene un sabor delicioso con un chorrito de zumo de limón y es un plato que se prepara en sesenta segundos. El salmón en lata procede del salmón que crece en libertad y no en piscifactoría. Todo el pescado o marisco que tomemos, salteado, a la parrilla, al vapor o asado, lo aliñaremos con un poco de aceite de oliva. Como protección antioxidante adicional, podemos añadirle ajo, cebolla, zumo de limón y tomate.

BELLEZA E INTELIGENCIA

La carne del pescado —especialmente del salmón— contiene DMAE (dimetilaminoetanol), un efectivo antioxidante. Este elemento químico estimula la función nerviosa y la contracción y la tensión de los músculos bajo la piel. El DMAE es una sustancia capaz de destruir los elementos patógenos, conseguir un espléndido tono cutáneo y mantener nuestro rostro terso y perfectamente perfilado. Evita y soluciona lo que se conoce clínicamente con el nombre de «pérdida de postura anatómica», llamado corrientemente flaccidez.

Sólo existe un alimento que desde tiempos inmemoriales arrastra la fama de ser «alimento del cerebro», y este es el pescado, sobre todo el que tiene un alto contenido en DMAE. El DMAE está reconocido como un promotor cognoscitivo. Una dieta con alto contenido en DMAE nos permitirá reflexionar con más claridad, mejorar la memoria y aumentar la capacidad para la resolución de problemas. El DMAE es un componente básico del neurotransmisor acetilcolina. Al igual que otros neurotransmisores, la acetilcolina permite la comunicación de un nervio con otro o bien con un músculo. Distintos estudios han demostrado también que el DMAE actúa como antioxidante al estabilizar las membranas celulares y protegerlas del deterioro provocado por los radicales libres. Cuando aumentamos los niveles de DMAE en nuestro cuerpo, somos capaces de pensar con más claridad y también conseguimos más tono muscular, tanto en el rostro como en el cuerpo.

Cada vez que decidimos mover un músculo de nuestro cuerpo —ya sea para teclear en el ordenador o esbozar una sonrisa con los labios— el cerebro envía una señal que viaja a través de un nervio hasta llegar al músculo adecuado que debe realizar la tarea. En la terminación de dicho nervio se encuentra una protuberancia que guarda una reserva de elementos químicos relacionados con el sistema nervioso, entre los cuales se encuentra la acetilcolina. Los nervios no tocan el músculo para que pase a la acción, al contrario, la señal se detiene a una cierta distancia del lugar conocido como «empalme neuromuscular» poco antes del contacto. En este punto se emite desde el bulbo el potente neurotransmisor acetilcolina y queda atrapado en unos receptores especiales del músculo causando la contracción de este. Cuando nos hacemos mayores, descienden nuestros niveles de acetilcolina y con ello se reduce el tono muscular. Los músculos, en lugar de mantenerse cortos y tensos, se alargan y se relajan, causando la flaccidez en el rostro y el cuerpo.

Mejoraremos nuestro tono muscular si incrementamos los niveles de acetilcolina, y uno de los principales medios para conseguirlo es la introducción de más DMAE en nuestro sistema. He aquí los cuatro pasos que funcionan sinérgicamente para proporcionar unos niveles óptimos de DMAE al cuerpo:

1. Comamos pescado, la única fuente dietética significativa de DMAE.
2. Tomemos DMAE en forma de complemento nutricional.
3. Apliquemos una loción tópica de elevada potencia, que penetre con rapidez en la piel de la cara y el cuerpo.
4. Mantengamos los músculos tonificados por el ejercicio.

Los capítulos siguientes cubrirán los puntos 2, 3 y 4, partes integrantes del programa de 28 días para la eliminación de las arrugas. El punto 1 lo decidirá cada cual.

Estoy convencido de que la mejora del tono muscular que se experimenta con el lifting facial mediante la alimentación en tres días se debe en gran medida al aumento de los niveles de acetilcolina a raíz de las porciones de salmón.

GRASAS PARA UNA PIEL LOZANA

La dieta Perricone para la eliminación de las arrugas no está exenta de grasas. Los regímenes sin grasas son una vía directa que conduce a los problemas. Las grasas y los aceites proporcionan una protección antiinflamatoria y antioxidante básica. A pesar de que es cierto que determinadas grasas saturadas, como las de la carne roja, no son ideales, pero tampoco prohibidas, nos resultará fácil comprobar qué grasas debemos tomar todos los días y cuáles ingerir de vez en cuando o evitar. Las grasas se han convertido en un tabú para la cuestión del peso, pero debemos comprender cómo funcionan y hasta qué punto determinadas grasas nos ayudarán a adelgazar.

CÓMO UTILIZA LAS GRASAS NUESTRO CUERPO

1. Las grasas pueden quemarse como combustible en las mitocondrias, pero no pueden utilizarse como energía si no están presentes los ácidos grasos esenciales.
2. Las grasas pueden depositarse como grasa corporal.
3. Las grasas pueden incorporarse a la membrana celular para bien o para mal. Las grasas buenas tendrán un efecto estabilizante en la célula y evitarán la descomposición en elementos químicos inflamatorios.
4. Las grasas pueden hacer las veces de sustancias parecidas a las hormonas que dirigen su metabolismo en la célula.

Químicamente, las grasas y los aceites están compuestos por cadenas de moléculas de carbono bordeadas con moléculas de hidrógeno y oxígeno. Cuando una cadena de carbono está llena de hidrógeno se denomina grasa saturada (la mantequila y la manteca, por ejemplo). Cuando a la cadena le faltan dos moléculas de hidrógeno se considera grasa monoinsatruada. El aceite de oliva es el mejor ejemplo de grasa monoinsaturada. Cuando a la cadena de carbono le faltan cuatro moléculas de hidrógeno o más, la grasa se denomina poliinsaturada (el aceite de maíz o de pescado, por ejemplo). Las grasas monoinsatruradas y poliinsaturadas son líquidas a temperatura ambiente. Cada tipo de grasa posee propiedades distintas y distintos efectos en el cuerpo.

GRASAS SATURADAS

Entre estas grasas, sólidas a temperatura ambiente, se incluyen las vegetales, como la margarina, y las grasas animales, como la mantequilla y la manteca. Se han relacionado las dietas con alto contenido en grasas saturadas con las enfermedades cardíacas, la hipertensión, la apoplejía, la diabetes, las dolencias de la vesícula biliar, así como con el cáncer de mama y de ovario. No obstante, yo creo que los ácidos transgrasos los que provocan peores daños, y hablaremos de ello más tarde en este mismo capítulo. Las investigaciones han demostrado que los tipos de grasas saturadas incorrectos pueden provocar importantes efectos inflamatorios en el cuerpo. A fin de evitar las respuestas que favorecen la inflamación y el envejecimiento, debemos limitar la ingestión de carne roja (buey, ternera, cerdo y cordero) a una ración semanal.

LA FÓRMULA DEL METABOLISMO DE LA GRASA CORPORAL DEL DOCTOR PERRICONE

He aquí la fórmula infalible que aplico cuando necesito perder grasa corporal:

- CLA (ácido lipoico conjugado): 1.000 mg tres o cuatro veces al día.
- ALA (ácido alfa lipoico): 250-500 mg al día.
- CoQ10 (coenzima Q10): 60-120 mg al día.
- Acetil L-carnitina: 500-1.000 mg al día (ingeridos con el estómago vacío).
- L-carnitina: 500 mg tres veces al día.
- DMAE: 75 mg dos veces al día.
- L-tirosina: 500 mg dos veces al día.
- GLA (ácido gamma linolénico): 1.000 mg al día.
- Omega-3: 500 mg dos veces al día (una sola vez si no tomamos pescado).
- Polinicotinato de cromo: 200 µg al día.

Después de cinco años de trabajo con la dieta antiinflamatoria en pacientes, he descubierto también que los que toman a diario pescado de aguas frías —en especial salmón de Alaska para el desayuno— pierden grasa con mayor facilidad y controlan el apetito.

LA TIENDA DE LOS HORRORES: LOS ÁCIDOS TRANSGRASOS O LAS GRASAS POLIINSATURADAS

Durante años se han promocionado las grasas poliinsaturadas procedentes de los vegetales, como el aceite de maíz, el de alazor y el de orujo de uva como «alimentos sanos» por su capacidad de disminuir el colesterol LDL (malo). Sin embargo, los estudios retrospectivos muestran un incremento del riesgo de enfermedades cardiovasculares en las dietas a base de grasas poliinsaturadas. Contrariamente a lo que nos han hecho creer, deberíamos evitar las grasas poliinsaturadas.

Cuando se procesan estas grasas añadiendo químicamente higrógeno para aumentar el periodo de utilidad de los alimentos que las contienen, se producen ácidos transgrasos sólidos. Se denominan «grasas Franken» y son las más perjudiciales de todas. No se encuentran en la naturaleza. Los ácidos transgrasos se fabrican comercialmente para convertir los aceites vegetales en margarina y grasa vegetal y se presentan sólidos a temperatura ambiente. Los fabricantes de alimentos utilizan asimismo aceite vegetal parcialmente hidrogenado para destruir algunos ácidos grasos esenciales, en especial el ácido linolénico y el linoleico, que tienden a oxidarse y ponen rancia la grasa. Las patatas fritas y otras comidas rápidas suelen prepararse con este tipo de aceite parcialmente hidrogenado, que contiene ácidos transgrasos. Los alimentos preparados que se comercializan suelen contener ácidos transgrasos como conservantes. Se trata de unos elementos que a nosotros no nos aportan nada: los beneficios son para el fabricante.

Los ácidos transgrasos constituyen un importante peligro para la salud. Otra razón para evitarlos: disminuyen la sensibilidad hacia la insulina al endurecer y convertir en rígida la membrana celular. Evitaremos estos ácidos transgrasos artificiales si no consumimos alimentos procesados y margarina. Aprendamos a leer las etiquetas de los alimentos. Nos sorprenderá descubrir cuántos alimentos de supermercado contienen estas grasas peligrosas. Siguiendo la dieta para la eliminación de las arrugas, no tomaremos ningún alimento que contenga ácidos transgrasos; nos protegeremos de estos horrores culinarios si controlamos minuciosamente las listas de alimentos que presenta el libro.

GRASA ASESINA

Según del Departamento de Nutrición de la Universidad de Harvard, el 12 de noviembre de 1999, la Food and Drug Administration anunció su propuesta de incluir el contenido en ácidos transgrasos de los alimentos en las etiquetas estándar, ya que:
Los resultados obtenidos tanto en los estudios metabólicos como en los epidemiológicos coinciden en los efectos adversos de los ácidos transgrasos en cuanto al riesgo coronario. Por otra parte, dos métodos de estimación independientes indicaban los efectos adversos de los ácidos transgrasos, peores que los de las grasas saturadas. Según nuestros cálculos por lo bajo, si sustituyéramos las grasas parcialmente hidrogenadas de la dieta corriente de los estadounidenses por aceites vegetales no hidrogenados evitaríamos unas 30.000 muertes prematuras por enfermedad coronaria al año, y las pruebas epidemiológicas sugieren que la cifra se sitúa en casi 100.000 muertes prematuras anuales. Conseguiríamos una mayor reducción que la que podría reportar la disminución realista de la ingestión de grasas saturadas.
(*Trans Fatty Acids and Coronary Disease*, Arnold, Jill, Harvard University Department of Nutrition, 15 de noviembre de 1999.)

Este sorprendente descubrimiento tendría que convencernos para evitar siempre los alimentos que contienen ácidos transgrasos. Debe creerme el lector cuando digo que se encuentran en todas partes. Los hallamos en un montón de alimentos, desde la mezcla para preparar crepes hasta la mantequilla de cacahuete.

LA CUESTIÓN DEL PESCADO: UNA MAYOR RELACIÓN ENTRE BELLEZA Y CEREBRO

Las grasas poliinsaturadas derivadas del pescado, a diferencia del aceite vegetal embotellado, en realidad son otra cosa. Es cierto que a algunas personas no les gusta el pescado y creen que conseguirán los aceites grasos esenciales y otros nutrientes que contiene este alimento tomando cápsulas de aceite de pescado. Es un error. Muchos dietistas y expertos se han centrado en unos cuantos ácidos grasos esenciales considerados como críticos para nuestra salud. Estoy convencido de que el salmón, por ejemplo, contiene muchísimos ácidos grasos no identificados, que desempeñan un papel básico para conseguir una salud óptima y frenar el proceso del envejecimiento. Los ácidos grasos poliinsaturados, como los que encontramos en el salmón, ejercen un papel crucial en el proceso corporal, en el que las grasas procedentes de la dieta constituyen nuestra principal fuente de energía celular. Las grasas poliinsaturadas controlan también el paso de los compuestos hacia el interior de las células y hacia el exterior de éstas, puesto que dichas grasas acaban formando parte de la membrana plasmática celular. Por otro lado, estas grasas hacen las veces de importantes hormonas en el plano celular. Si al lector no le gusta el pescado, podría empezar poco a poco con él. Muchísimos de mis pacientes han cambiado de opinión en cuanto han comprendido las extraordinarias ventajas para la salud y la belleza de este alimento. Han pasado a ser entusiastas del pescado. El aceite de semillas de lino, que se obtiene mejor moliendo dichas semillas y añadiéndolas a nuestra bebida preferida, proporciona ácidos grasos omega-3 que no tienen origen animal. Hay que tener en cuenta, sin embargo, que para que las semillas de lino lleven a cabo su función, una enzima denominada delta-6 debe convertirlas en una forma activa dentro del cuerpo. Se trata de una enzima que poseen a bajos niveles las mujeres, las personas mayores, las que sufren tensiones, las que padecen dermatitis atópica y algunas que sufren hipertensión esencial.

¿QUÉ DIFERENCIA EXISTE ENTRE EL SALMÓN QUE SE CRÍA EN LIBERTAD Y EL DE PISCIFACTORÍA?

- Sin aditivos, la carne del salmón de piscifactoría no poseería el típico color rosado, antes bien presentaría un tono grisáceo.
- El salmón «atlántico» es sinónimo de salmón de piscifactoría. A pesar de su país de origen —Noruega, Chile o Canadá, por ejemplo—, el salmón atlántico es la principal especie de pisci-

factoría. El salmón atlántico que vive en libertad prácticamente se ha extinguido en Estados Unidos y Canadá, por tanto no se comercializa. En Alaska abunda el salmón en libertad y las piscifactorías son ilegales, por consiguiente, la procedencia de Alaska implica siempre que el salmón procede del medio natural. Si este pescado no lleva la etiqueta de «Alaska» o de «criado en libertad» probablemente procede de piscifactoría.

- Si lo encontramos fresco en invierno, lo más probable es que proceda de piscifactoría. El salmón que se cría en libertad se pesca sólo en primavera, verano y otoño. En invierno podemos conseguir el que no procede de piscifactoría congelado, en lata o ahumado.
- Si el salmón presenta unas finas vetas blancas de grasa por toda la carne, lo más probable es que proceda de piscifactoría. El salmón criado en cautividad pasa su vida en unos pequeños depósitos abarrotados, donde se le suministra a mano una dieta en cápsulas. El salmón que vive en libertad recorre miles de kilómetros en mar abierto en busca de su alimento y evitando los depredadores. Por ello sus carnes son más magras y no detectamos en ellas las vetas de grasa.

Lo que convierte al pescado en lo más importante en relación con otras buenas fuentes de proteínas y le concede sus propiedades antienvejecimiento es su contenido en grasa poliinsaturada y en ácidos grasos. El pescado de aguas frías que se cría en libertad —como el salmón, la caballa y la trucha— poseen los niveles más altos de ácidos grasos omega-3. En su entorno natural, estos peces se alimentan de plancton, sustancia con alto contenido en omega-3, alimento que nos transmiten posteriormente. Cuanto más frías son las aguas, mayor es el nivel de omega-3 en el plancton.

El marisco es una excelente opción proteínica, pese a que no posee los ácidos grasos esenciales del pescado y a que su contenido en colesterol es algo superior. De todas formas, no hay que pensar que la ingestión de colesterol constituye un problema.

En general, cuanto mayor es el contenido en grasa del pescado, mayor es también su contenido en omega-3 y también mayores sus ventajas para combatir el envejecimiento, mejorar la capacidad del cerebro y aumentar la belleza.

Pescado con alto contenido en grasas (más del 5 %)

- Salmón.
- Caballa.
- Bonito del norte.
- Atún.
- Pez sable.
- Sardina.
- Arenque.
- Anchoa.
- Sábalo.
- Trucha.

Pescado con contenido en grasas medio (2,5 a 5 % de grasa)

- Halibut atlántico.
- Atún blanco.
- Salmonete.
- Pez espada.
- Anjova.

Pescado con bajo contenido en grasa (menos del 2,5 %)

- Bacalao.
- Halibut del Pacífico.
- Carbonero.
- Gallineta.
- Tiburón.
- Platija.
- Lenguado.

- Lambe.
- Mero.
- Pargo.
- Mero lobo.
- Lubina.
- Abadejo.
- Merlán.

ÁCIDOS GRASOS ESENCIALES

Las grasas son uno de los nutrientes que exige nuestro cuerpo, junto con las proteínas, los hidratos de carbono y las vitaminas. Los componentes básicos de las grasas y los aceites se denominan ácidos grasos. Los ácidos grasos, conocidos como ácidos grasos esenciales, son las grasas que nuestro cuerpo no puede fabricar. Tenemos que obtenerlas a partir de los alimentos.

Los ácidos grasos esenciales, como los omega-3 y los omega-6, nos proporcionan una amplia gama de beneficios para la salud. Se les conoce sobre todo por sus efectos protectores para el corazón, la capacidad de disminuir la presión sanguínea y reducir las posibilidades de coágulos en la sangre. Por otro lado, muchos estudios han demostrado que incluso unas pequeñas cantidades de pescado en la dieta consiguen la reducción del riesgo de cáncer de colon, de mama y próstata. Muchos médicos han descubierto que los omega-3 reducen el dolor y la inflamación en la artritis reumatoide grave (otra enfermedad autoinmune que va en aumento sobre todo en las mujeres). Las pruebas realizadas en los laboratorios sobre pacientes con soriasis indican que estas personas poseen niveles bajos de omega-3. Al realizar un tratamiento con concentrados de aceite de pescado ricos en omega-3, dichos pacientes notan una mejora en las erupciones, en el picor y las escamas. Los ácidos grasos esenciales omega-3 reducen espectacularmente la producción de compuestos inflamatorios por parte del cuerpo. En concreto, frenan la producción del ácido araquidónico, principal causante de la inflamación en el cuerpo. Los ácidos grasos omega-3 son sobre todo convenientes para atacar los leucotrienos, elementos químicos que se manifiestan con la presencia de los radicales libres y está comprobado que fomentan las alergias y las alteraciones de la piel.

Toda la familia de ácidos esenciales omega-3 procede de la molécula denominada ácido alfa linolénico, que se metaboliza formando el ácido eicosapentaenoico (EPA) y el ácido docosahexaenoico (DHA). Estos aceites omega-3 se encuentran en altos niveles en el salmón. En otra época se creía que la mayoría de efectos positivos sobre el sistema cardiovascular se debía al contenido en EPA de los aceites grasos esenciales del pescado. Más recientemente hemos descubierto que la parte correspondiente al DHA es también clave para la salud cardiovascular. Se ha demostrado que el DHA es más contundente que el EPA para la disminución de los triglicéridos y el aumento de los niveles del colesterol bueno o HDL. El DHA posee asimismo un importante efecto en la disminución de la presión sanguínea. De todas formas, los omega-3 no son los únicos ácidos grasos esenciales que han demostrado sus cualidades beneficiosas para nuestra salud cardiovascular.

SALMÓN DEL PACÍFICO, ROJO, SÁBALO DEL CANADÁ

El salmón de Alaska es una de las especies más abundantes y preciadas del Pacífico. Presenta una carne de un rojo intenso, como la de todos los salmones en libertad, posee la más alta concentración de ácidos grasos omega-3 y también ácidos grasos esenciales y el antioxidante biológico astaxantina. Los estudios apuntan que la astaxantina es diez veces más efectiva como antioxidante que otros carotenoides, y cien veces más efectiva que la vitamina E. Este pigmento natural, que proporciona al salmón de Alaska su intenso color, procede de la dieta que sigue este pez a base de algas marinas, zooplancton y camarón antártico. Como quiera que el salmón del Pacífico vive unos cuatro años y se alimenta básicamente de vegetales, es menos propenso que otras especies a acumular contaminantes perjudiciales. Los estudios de la EPA han demostrado que el salmón de Alaska es de los pescados más puros que han investigado.

Podemos encontrar este pescado en lata y, cada vez más, fresco o congelado, pues sus singulares características le han proporcionado popularidad. Cuando se cocina o procesa, el rojo intenso de su carne mantiene más el tono que la de otros salmones. Posee un alto contenido en grasas saludables y al mismo tiempo una carne tersa y un sabor delicioso. El color, la firmeza, el sabor y el perfil nutritivo del salmón de Alaska convierten a este pez en una de las especies de salmones en libertad más apeteitosas.

Los aceites omega-6 —se encuentran en el aceite de borraja y de onagra, por citar sólo algunas fuentes— tienen también un gran valor. Sus ingredientes activos proceden del ácido linoleico. Existe un derivado del ácido linoleico, el GLA (ácido gamma-linoleico) que tiene también efectos positivos en el descenso de los niveles de colesterol y de triglicéridos y el aumento del colesterol bueno o HDL. Para asegurarnos de que conseguimos la forma activada de los aceites omega-6 (ácido gamma-linoleico), podemos complementar nuestra dieta con aceite de borraja o de onagra. Esto cobra más importancia a medida que nos hacemos mayores, al disminuir con los años los niveles de la enzima activadora de desaturasa delta-6.

Tanto los omega-6 como los omega-3, en una adecuada proporción de dos a uno, ayudan a disminuir los niveles de los «elementos químicos de tensión», como el cortisol y la noreprinefina, que aumentan en la sangre en momentos de tensión. El DHA reduce de forma significativa los niveles de noreprinefina en las personas que padecen tensión crónica. Por otra parte, al envejecer, aumentan nuestros niveles de cortisol, con lo que nuestras células se hacen resistentes a los efectos de la insulina y se genera así la grasa corporal. Cuando la insulina va en aumento, no desciende el azúcar de la sangre. A este estado se le denomina de resistencia a la insulina, malfunción que suele darse en personas con elevados niveles de grasa en la sangre, las que padecen enfermedades cardíacas y las diabéticas tipo 2. Las investigaciones demuestran de forma contundente que el GLA (procedente del omega-6) y el DHA (del omega-3) mejoran la sensibilidad celular hacia la insulina y reducen de esta forma la propensión hacia las enfermedades del corazón, la diabetes y el exceso de grasa corporal.

La función cerebral va estrechamente ligada a la ingestión de ácidos grasos esenciales. Recordemos que estos forman la bicapa fosfolipídica de la membrana celular. Es algo importantísimo para el adecuado funcionamiento de las células nerviosas de nuestro cerebro. Existen altos niveles de DHA en la leche humana y los bebés que se alimentan de leche materna tienen un desarrollo cerebral óptimo y un buen crecimiento. Las deficiencias en DHA pueden desencadenar problemas como el de falta de atención e hiperactividad, que se han convertido en una epidemia en Estados Unidos, así como un aumento de la agresividad y una mayor incidencia de la enfermedad de Alzheimer en las últimas etapas de la vida.

Un último apunte: hemos descubierto recientemente que los ácidos grasos esenciales actúan por medio de un mecanismo terriblemente potente en el ámbito celular. Los ácidos grasos esenciales afectan a los factores de transcripción del núcleo de la célula que regulan el metabolismo de los ácidos grasos. Hemos hablado antes de otros factores de transcripción, pero los que se ven afectados por los ácidos grasos esenciales se denominan PPAR (receptores proliferadores del perixesoma). Dichos receptores activan determinadas partes del gen que afecta a todos los aspectos del metabolismo del ácido graso en el plano celular. Los ácidos grasos procedentes de los omega-6 (GLA) y de los omega-3 (DHA) activan factores que posteriormente alterarán la expresión del gen. Aquí también vemos que determinadas parte de los alimentos, como los ácidos grasos esenciales, pueden actuar como un eficaz medicamento y afectar a todos los aspectos de nuestras células.

Si seguimos una dieta deficiente en ácidos grasos esenciales, las heridas no se nos curarán adecuadamente y estaremos más expuestos a las infecciones. Nuestro rostro y cuerpo se deshidratarán, y todos sabemos el efecto que eso produce en el aspecto exterior. La falta de ácidos grasos esenciales puede causar esterilidad en el hombre, abortos en las mujeres, problemas de tipo artrítico y algunas disfunciones del corazón y la circulación.

MODIFICADORES DEL ESTADO DE ÁNIMO

Los estudios más recientes sobre los omega-3 vinculan las dietas con bajo contenido en pescado al aumento de los problemas psicológicos, entre los que cabe citar la depresión, la enfermedad bipolar, la depresión postparto y las tendencias suicidas. En un estudio realizado en el Brigham and Women's Hospital de Boston, los investigadores ponían de manifiesto que los pacientes maníaco-depresivos que no habían respondido a la terapia convencional mejoraban de forma espectacular si se les administraba una ración diaria de 125 gramos de salmón fresco.

Yo también he comprobado la respuesta de mis pacientes a la «terapia del salmón», que no tiene otros efectos secundarios que los del rejuvenecimiento, más tersura en la piel, mayores aptitudes cognoscitivas y abandono de la negra nube de la depresión.

EL ACUTANO

De vez en cuando receto Acutano, un importante derivado de la vitamina A, como tratamiento contra el acné cístico grave. El Acutano es un «medicamento milagroso», puesto que combate los casos de acnés más agudos y deformantes y básicamente los cura. El Acutano consigue sus milagrosos resultados al alterar el metabolismo de las grasas en el plano celular, provocando una disminución de las grasas al alcance, al imitar los efectos de una dieta con bajo contenido en grasas o sin ellas. En rarísimos casos el Acutano ha desencadenado depresión mental grave. A fin de evitar este efecto secundario poco corriente pero grave, insisto en que mis pacientes que lo toman coman salmón a diario. Les recomiendo asimismo unos complementos de ácidos grasos esenciales en forma de cápsulas.

La mayoría de los estadounidenses —en especial las mujeres— presentan una importante carencia de ácidos grasos y a raíz de esto envejecen con rapidez y mal. Se trata de unos cambios físicos y psicológicos que viven especialmente mal las mujeres que han pasado años siguiendo dietas con bajo contenido en grasas. Cuando acuden a mi consulta para solucionar los síntomas del envejecimiento, en general se están ya medicando contra la ansiedad o la depresión. Como médico sé muy bien que a veces resultan imprescindibles los medicamentos psicofarmacológicos. Ahora bien, estas medicaciones tienen un precio y a veces unos impor-

tantes efectos secundarios. Entre ellos podríamos citar desde el aumento
de peso a la disfunción sexual, y desde la reducción de la memoria a ataques de diverso tipo. Después de seguir el programa de 28 días para la
eliminación de las arrugas, muchos de mis pacientes descubrieron una
mejora en su salud emocional y, con la ayuda de sus médicos, se vieron
capaces de reducir —y en algún caso eliminar— la medicación que
tomaban.

EL REJUVENECIMIENTO DE MEGAN

Megan respondió extraordinariamente bien ante la nueva dieta. Pasaron
tan sólo seis semanas y confesó que en su vida se había sentido tan centrada emocionalmente. Estaba también emocionada al descubrir que su
piel emanaba el brillo de la salud. Desde la época de su adolescencia no
había tenido la energía o el deseo para llevar a cabo con regularidad el
ejercicio. Había rejuvenecido mental y físicamente.

Le receté unos antioxidantes de uso tópico a base de DMAE para el
rostro y un contundente tónico corporal para los muslos y la parte superior de los brazos. Todo esto, junto con su nuevo plan de ejercicios, consiguió rápidamente para ella un rostro terso y con buen tono; ya no volvió a plantearse la liposucción. Siguió además un programa complementario personalizado, que explicaremos con detalle en el capítulo 4.
Megan consiguió la energía y la autoestima necesarias para iniciar una
nueva vida con grandes expectativas.

LOS EFECTOS PSICOLÓGICOS DE UNA DIETA CON BAJO CONTENIDO EN GRASAS

Las mujeres no son las únicas en sufrir depresión mental y problemas en
la piel, problemas que pueden tratarse con éxito mediante cambios en la
dieta y complementos específicos para cada caso. Jack, otro paciente
mío, constituye un caso ejemplar.

Jack, de veintisiete años, apareció primero en mi consulta quejándo-
se de un sarpullido crónico. Hacía unos cuantos años que sufría este sarpullido y en aquellos momentos estaba empeorando. Había seguido un

tratamiento a base de cremas hidratantes de farmacia, que le habían solucionado muy poco el problema.

Pero el sarpullido no era su dolencia más seria. Jack padecía también una depresión mental grave, así como enfermedad bipolar (maniacodepresiva) desde los veinte años. Experimentaba frecuentes ataques de ansiedad y también tenía insomnio. Tomaba muchos medicamentos, y entre ellos, antidepresivos y litio. A causa de su estado depresivo, Jack no había podido acabar sus estudios y había ido pasando de un trabajo precario a otro.

Al registrar su historial médico, Jack me explicó que en su adolescencia había participado en competiciones de culturismo y ganado una serie de trofeos en Connecticut, el Estado donde había nacido. Por aquella época, la depresión y el aletargamiento aún no habían aflorado. Había sido un muchacho lleno de energía, ambición y expectativas para un brillante futuro.

Le animé a que me hablara de aquella época de su vida, pues me pareció una buena base para establecer una relación. Así me enteré de que a los catorce años, Jack había empezado a cambiar su dieta de una manera drástica. Todo el mundo sabe que los culturistas, al igual que los modelos de pasarela, siguen todo tipo de extraños hábitos alimenticios. En el momento en que más necesitaba las grasas para el desarrollo normal del adolescente, las abandonó y siguió una dieta perfectamente controlada, con alto contenido en proteínas y bajo contenido en hidratos de carbono.

Cuando cumplió los dieciocho, empezaron los episodios de depresión y apatía. Su capacidad y su deseo de competir en el culturismo fueron desvaneciéndose. Independientemente de la atrocidad dietética por la que optara —y fueron muchas (comer, por ejemplo, sólo pechuga de pavo y apio)—, no era capaz de reducir su grasa corporal. Mientras tanto, la depresión iba en aumento.

En la segunda parte de la visita, llevé a cabo un examen completo de la piel. Me di cuenta de que Jack presentaba rojez y escamas en muchas partes del cuerpo. Le diagnostiqué dermatitis atópica o, como término más general, lo que nosotros denominamos eczema. La dermatitis es una alteración bastante común producida por una disfunción en el sistema inmunológico. Jack quedó sorprendido al oír que aquel tipo de eczema, contra el que llevaba años luchando, podía mejorar con sólo variar la dieta y tomar unos complementos. Jack seguía evitando la ingestión de grasas; había llegado el momento de hablarle de los ácidos grasos esenciales.

Le expliqué que un déficit de ácidos grasos esenciales podía producir depresión y también problemas cutáneos. También le precisé que los pacientes con dermatitis atópica presentan a veces un déficit de desatura-sa delta-6 y no consiguen convertir los ácidos grasos esenciales en su forma activa, diciéndole además que tenía la impresión de que tantos años de limitación de grasas en la dieta podían ser los causantes de sus problemas. Le hice comprender asimismo que, la falta de los ácidos gra-sos esenciales, los componentes básicos de las prostaglandinas buenas, casi aseguraba la disfunción del metabolismo de las grasas.

Como primer paso, Jack empezó la dieta antiinflamatoria. Le reco-mendé encarecidamente que comenzara por comer pescado, en especial salmón, cuatro o cinco veces por semana y a poder ser a diario. Le pres-cribí también un régimen complementario que contenía aceite de borra-ja, rico en GLA (ácido gamma-linoleico), la forma activa de los omega-6. En el siguiente capítulo explicaremos este régimen de complementos. Le receté también unos emolientes tópicos a base de polienolfosfatidil colina y una crema suave de hidrocortisona para los puntos más intensos del eczema.

LAS GRASAS MONOINSATURADAS

Entre las grasas monoinsaturadas sólidas a temperatura ambiente se incluyen las grasas animales, la mantequilla y la manteca. Existen tam-bién grasas monoinsaturadas líquidas, que se encuentran en las aceitu-nas, el aceite de oliva y (hasta cierto punto) en los frutos secos y aguaca-tes. El aceite de oliva es un componente tan básico en el programa para la eliminación de las arrugas que hay que tratarlo aparte. El aceite de oliva nos ofrece una amplia gama de ventajas para la salud. Además de pequeñas cantidades de vitamina E, el aceite de oliva contiene ácido oleico y hidroxitirosol. El mismo ácido oleico que encontramos en las membranas celulares de los olivos es esencial para la estructura celular y el funcionamiento de los seres humanos. Las plantas llenan sus semillas de ácidos grasos porque estos constituyen la forma de almacenamien-to de energía más eficaz.

EL MILAGRO ANTIINFLAMATORIO DEL ACEITE DE OLIVA

El aceite de oliva virgen extra es uno de los alimentos antiinflamatorios más eficaces que existen. Los olivos viven cientos de años y a menudo rejuvenecen tras ser quemados o incluso cortados de raíz. Si bien no puedo prometer al lector tanta longevidad, sí puedo garantizarle que tendrá un aspecto más joven, pensará con más claridad, llevará a cabo más actividades y, también, vivirá más si toma aceite de oliva virgen extra todos los días en la dieta.

Las aceitunas y el aceite de oliva han formado parte de nuestra historia durante siglos. Ya en el año 400 antes de Cristo, Sócrates prescribía aceite de oliva para curar úlceras, para los problemas de vesícula biliar, los dolores musculares y muchas otras dolencias. Se han encontrado hojas de olivo fósiles que tienen un millón de años. En la cuenca mediterránea se cultivaban los olivos hace seis mil años, durante la edad del bronce.

El aceite de oliva, grasa monoinsaturada, pertenece al tipo de grasas que disminuyen el colesterol LDL, al mismo tiempo que aumentan el nivel del colesterol HDL. El aceite de oliva virgen extra posee el mayor porcentaje de grasas monoinsaturadas de todos los aceites que se utilizan para cocinar o aliñar —incluyendo los de colza, cacahuete, maíz, soja, girasol y alazor—, según un estudio publicado en el *Journal of the American Medical Association*. Las grasas monoinsaturadas son muy sólidas, pues sus moléculas poseen un solo punto reactivo. El aceite de oliva no tiene que guardarse en la nevera, pero sí en un lugar oscuro y fresco.

Por otra parte, las grasas poliinsaturadas poseen muchos puntos reactivos y se oxidan con facilidad, produciendo peróxidos lípidos tóxicos. Si en alguna ocasión hemos abierto una botella de aceite vegetal que hemos tenido en el armario durante meses y hemos olido su contenido, sabremos ya cuál es el olor a rancio de los peróxidos lípidos. Se trata de unos elementos químicos terriblemente tóxicos, incluso a niveles muy bajos. Los peróxidos lípidos crean una inflamación masiva en el cuerpo cuando se ingieren.

No sólo pueden volverse rancios los aceites. Les ocurre lo mismo a los frutos secos, las semillas y los cereales, de forma que debemos guardarlos en la nevera o el congelador para no tener problemas. En realidad, nos envenenamos cuando comemos grasas que contienen peróxido lípido.

Si bien el aceite de oliva contiene tan sólo una pequeña cantidad de ácidos grasos esenciales, encontramos en él aproximadamente un 75 % de ácido graso monoinsaturado no esencial denominado ácido oleico, que asegura que los aceites de pescado omega-3 traspasen la membrana celular. Podemos imaginarnos que la membrana plasmática celular es la puerta de la célula y que el ácido oleico es la llave que la abre.

El ácido oleico forma parte de la familia de los omega-9. Este ácido, además de mejorar la absorción de los ácidos grasos esenciales, puede incorporarse a la membrana plasmática celular para ayudar a mantener la fluidez. El ácido oleico tiene su función en dicha membrana: hace que permanezca fluida, suave y sólida. Puede conseguir el cambio entre un cutis que nos recuerda a un pedazo de cuero de un zapato viejo y otro con el aspecto y el tacto de un pétalo de rosa. En mi búsqueda de eficaces estabilizadores de la membrana, el ácido oleico, tal como se encuentra en el aceite de oliva virgen extra, mereció el número uno de la lista.

Las pequeñas cantidades de ácidos grasos esenciales que se encuentran en el aceite de oliva, junto con el ácido oleico, llevan a cabo una serie de milagros antiinflamatorios, un amplio espectro de servicios. De entrada, la deficiencia de ácido linoleico puede causar eczema, caída del pelo, problemas hepáticos, problemas renales e ideas erráticas y confusas. Existen pruebas contrastadas de que el aceite de oliva disminuye los triglicéridos, baja la tensión sanguínea, disminuye la pegajosidad de las plaquetas y reduce las probabilidades de ataques al corazón y sus complicaciones.

La relación entre aceite de oliva y colesterol

Otra virtud del ácido oleico por lo que se refiere a la conservación del cuerpo es la de disminuir la oxidación del LDL (llamado también colesterol malo). Para hacernos una idea de cómo funciona el LDL pensemos en la herrumbre que se produce cuando se oxida un metal. La herrumbre corroe y desgasta el metal hasta llegar a destruirlo. De forma parecida, cuando se oxida el LDL en nuestro cuerpo a causa de los radicales libres o el azúcar, las moléculas de LDL forman una oleada inflamatoria que provoca el deterioro de las células y arterias, irritación en las paredes de estas y vetas grasas. En el punto concreto, se produce más LDL oxidado, que degenera en una placa que obtura la arteria. Dicha placa, a menos que se trate, cierra por completo la arteria y puede llevar a un ataque al corazón o a la apoplejía. Los antioxidantes antiinflamatorios y los ácidos grasos que contiene el aceite de oliva virgen extra proporcionan una defensa crucial contra los efectos oxidantes que lleva aparejado el envejecimiento, el equivalente de la herrumbre en el ser humano.

El aceite de oliva. ¿Una panacea? ¡Olé!

Siguen apareciendo en todo el mundo estudios sobre las propiedades curativas del aceite de oliva virgen extra. Las investigaciones llevadas a cabo en España apuntan que el aceite de oliva puede contribuir en la prevención del cáncer de colon, enfermedad inflamatoria. Cabe destacar que el aceite de oliva virgen extra español contiene los niveles más altos de un tipo de antioxidantes de gran eficacia denominados polifenoles.

Unos estudios realizados en la Harvard School of Public Health apuntan que las mujeres que toman aceite de oliva más de una vez al día corren un riesgo un 25 % menor de contraer cáncer de mama, otra enfermedad inflamatoria. Se ha demostrado que el aceite de oliva contribuye en la protección del sistema coronario cardiovascular y ello ha situado a dicho alimento como clave en la prevención de dichas enfermedades y como propiciador de la longevidad. En 1958, se inició un estudio longitudinal, conocido como el Estudio de siete países, que siguió durante más de 15 años. Se centraba en las enfermedades coronarias y la mortalidad a raíz de ataque al corazón en Estados Unidos, Finlandia, Países Bajos, Japón, Grecia, Italia y Yugoslavia. Sus resultados marcaron un hito en la historia: Grecia e Italia presentaban el índice menor de mortalidad a causa de enfermedades del corazón y Estados Unidos, el más alto.

¿Cuál era la diferencia? ¡El aceite de oliva! Los griegos y los italianos toman normalmente una dieta rica en grasas monoinsaturadas, las que se encuentran en el aceite de oliva. Se trata de un estilo de alimentación en marcado contraste con la típica dieta de los estadounidenses, inundada de grasas transaturadas, y la de los japoneses, con bajo contenido en grasas. Si bien el Departamento de Agricultura de EE.UU. advierte a los ciudadanos que hay que «consumir con moderación todo tipo de grasas y aceites», no establece diferencias entre los tipos de aceites y grasas que estos consumen. Resulta revelador comprobar que en la saludable dieta mediterránea se consume aceite de oliva a diario. Es importante también constatar que en estos países la obesidad es poco común, mientras que en Estados Unidos va en aumento.

Algunas de las virtudes de una dieta con alto contenido en aceite de oliva virgen extra:

- Incrementa la capacidad de mantenimiento de humedad de la piel.
- Compensa el color, si se aplica de forma tópica, aumenta la luminosidad.
- Disminuye el LDL (colesterol).
- Aumenta el HDL (colesterol).
- Facilita la absorción intestinal de los nutrientes.
- Contribuye en la actividad de la vesícula biliar.
- Disminuye la presión sanguínea.
- Reduce la secreción de ácido gástrico en las úlceras.
- Disminuye la probabilidad de cálculos biliares.
- Estimula la secreción del páncreas.
- Fomenta el desarrollo óseo en los niños.
- Previene la osteoporosis.
- Desciende los niveles de glucosa en los diabéticos.
- Disminuye el riesgo de cáncer de próstata.
- Disminuye el riesgo de cáncer de mama.
- Previene los edemas (retención de agua).
- Evita el crecimiento de tumores.
- Es beneficiosa para la diabetes.

¡Pero eso no es todo!

Hemos hablado del componente graso del aceite de oliva, el ácido oleico, pero en este aceite concurren en realidad dos elementos. La parte oleaginosa se conoce como fracción saponificable y constituye la parte principal del aceite de oliva. Pero contiene además otra parte muy reducida denominada fracción no saponificable, y esta encierra unos componentes tan importantes como el betacaroteno y los polifenoles del aceite de oliva, poderosos y protectores antioxidantes. Uno de los polifenoles, quizás el más contundente, es el hidroxitirosol, que se encuentra sólo en el aceite de oliva virgen extra. El hidroxitirosol, además de ser un insólito protector antioxidante, es lo que confiere a dicho aceite virgen extra su extraordinario sabor.

El hidroxitirosol sólo se encuentra en importantes concentraciones en el aceite de oliva virgen extra procedente de las aceitunas de la región mediterránea, en particular de España. No conocemos el porqué. Tal vez se trate de la tierra o del tipo de olivo en concreto. A pesar de que el hidroxitirosol se encuentra en unas pocas partes por millón en el aceite de oliva, es tan potente que tal vez constituya el principal antioxidante de este aceite. El hidroxitirosol frena el proceso del envejecimiento en la piel al estabilizar la membrana plasmática celular. Como quiera que además evita la oxidación de la proteína de la queratina, el hidroxitirosol suaviza el pelo, le da brillo y luminosidad y evita que las uñas se despellejen y se rompan. Todos podemos conseguir estas virtudes con una ensalada diaria de hortalizas de hoja verde oscura aliñada con aceite de oliva virgen extra.

La clasificación de los aceites de oliva

Ahora mismo, después de leer sobre las innumerables virtudes del aceite de oliva, probablemente el lector estaría dispuesto a lanzarse a una piscina llena de este líquido. Pero antes de salir a la compra, deberá saber cómo elegir el aceite de oliva más sano. Su lugar de producción es uno de los muchos factores que hay que considerar a la hora de escoger un aceite de oliva para su consumo en la cocina y la mesa. Aquí recomendamos el aceite de oliva mediterráneo por su contenido en hidroxitirosol, elemento importantísimo.

Cuando se recogen las aceitunas verdes, a principio de temporada, los aceites tienen un sabor intenso y afrutado. Si, por el contrario, se han dejado madurar las aceitunas hasta que adoptan un color violáceo oscuro y se han recogido a finales de temporada, el aceite resultante será más claro y tendrá un sabor más suave. Los mejores aceites se prensan en frío con grandes ruedas de molino, tal como se ha venido haciendo durante siglos.

Los productores tienen continuamente en marcha sus molinos durante la temporada de recogida, cuando las aceitunas están en su punto.

Caso de que no se prensen de inmediato, se oxidarán, lo cual afecta el sabor y categoría del producto resultante. La denominación de aceite de oliva virgen sólo puede aplicarse a los aceites que se extraen por presión en las almazaras. En la extracción del aceite no se aplica calor ni elemento químico alguno. El aceite de oliva virgen es el jugo oleaginoso de la aceituna y debe procesarse en un momento determinado y de una forma específica para que mantenga su característico sabor y aroma.

Las aceitunas se prensan por tandas más de una vez para producir distintos «prensados» de aceite. Dichos aceites se clasifican según los prensados. El primer prensado posee el sabor más agradable y la menor acidez, y este es el que recomendamos encarecidamente. En el segundo, tercero y cuarto prensados aumenta el nivel de acidez y desciende el precio. A cada prensado disminuyen los niveles de fracciones no saponificables y, al disminuir la concentración, los aceites pierden su poder antioxidante. El primer prensado en frío es el mejor, pues presenta la menor acidez y los mayores niveles de ácidos grasos y de polifenoles.

El aceite de oliva es uno de los dones más importantes que nos ofrece la naturaleza para conservar la salud, la belleza y la longevidad. Cuando vayamos a comprar aceite de oliva, escojamos el mejor: aceite de oliva virgen extra prensado en frío. Aparte de que disfrutaremos de su sabor en la dieta, no tardaremos en constatar sus inestimables virtudes en el rostro y el cuerpo.

PRODUCTOS LÁCTEOS

La leche y los productos lácteos pueden constituir una excelente fuente de proteínas, calcio y vitamina D. Intentaremos optar por los que no contienen BGH (hormona del crecimiento bovino). Siempre recomendamos consumir productos tan ecológicos como sea posible, y en los lácteos no haremos una excepción. De todos los productos lácteos, el mejor es el yogur natural, pues contiene importantes bacterias para la salud intestinal, y en él, las enzimas han descompuesto la lactosa y por ello se digiere mejor que la leche. Podemos consumir de vez en cuando quesos sólidos, como los suizos o el Cheddar, ya que son densos en calorías. El mejor es el feta (de nuevo los griegos saben lo que se hacen), que podemos trocear y servir en las ensaladas para añadirles sabor. También podemos utilizar en ensaladas y otros platos quesos rallados italianos, como el romano y el parmesano. Evitemos el consumo de los triple grasos, ya que poseen un índice altísimo de grasas. A mis pacientes adultos les sugiero que limiten la ingestión de leche, por si presentan intolerancia y/o alergia a la lactosa.

LOS VICIOS QUE FAVORECEN LA INFLAMACIÓN

Actualmente todo el mundo sabe de memoria los efectos negativos del tabaco en el cuerpo. Sabemos que los cigarrillos, los puros y el tabaco de pipa aumentan el riesgo de cáncer de pulmón, boca y garganta. Pero los efectos de fumar en el ámbito de la inflamación y el envejecimiento son también significativos. La inhalación de una sola calada de un cigarrillo genera en nuestros pulmones más de un billón de radicales libres, que a su vez desencadenan una respuesta inflamatoria que circula por todo el cuerpo. La inhalación del humo del cigarrillo activa los glóbulos blancos de la sangre que recubren nuestras arterias, lo que provoca una respuesta inflamatoria y nos predispone hacia la enfermedad cardíaca. También se produce una respuesta inflamatoria extraordinaria en todos los órganos del cuerpo. Quienes estén interesados en mantenerse jóvenes, no pueden fumar. Y los fumadores tendrían que dejarlo cuanto antes.

El alcohol es otro vicio que favorece la inflamación. Tomar una copa de vino en la comida no crea ningún problema, pues esta bebida proporciona algunos importantes antioxidantes denominados polifenoles que protegen nuestro cuerpo. Sugerimos que se tome la copa de vino con la comida y no antes, para evitar un rápido aumento de azúcar en la sangre y el consiguiente estallido de inflamación en todo el cuerpo.

Los licores son fuente de problemas inflamatorios en el cuerpo. El hígado es el que elimina la toxicidad del alcohol. Los licores tienen un alto contenido en alcohol. Los metabolitos del alcohol son unas moléculas denominadas aldheídos. Estos dañan la membrana plasmática celular, así como otras partes del interior de la célula, y causan una reacción inflamatoria y hasta su destrucción. En resumen, el vino está bien, pero olvidémonos del Martini.

LLÉVAME AL AGUA

La fuente de la juventud no mana refrescos ni zumo de naranja, sino que de ella siempre ha brotado el beneficioso H_2O. Si tuviera que resumir para mis pacientes y alumnos en tres puntos lo que ha de mantenerles jóvenes diría: 1. Beber agua; 2. Beber agua; 3. Beber más agua. Si no bebemos agua, nuestros órganos y células no pueden funcionar. ¿Cómo tener una piel suave e hidratada si rechazamos el elixir de la vida? ¡Mujeres y culturistas, no os vais a quedar hinchados si bebéis agua! En realidad, quien no bebe agua no puede metabolizar las grasas ni conseguirá que su cuerpo elimine los residuos de sus células. Un cuerpo deshidratado tiende hacia el envejecimiento y desarrolla los compuestos inflamatorios. Por otra parte, una deshidratación ligera provoca un descenso del 3 % en el metabolismo básico, que tiene como resultado el aumento de medio kilo de grasa cada seis meses.

El agua es un arma extraordinaria para apagar el fuego inflamatorio que consume nuestra juventud. Yo mismo tomo entre ocho y diez vasos de agua al día y animo a mis pacientes a que hagan lo mismo. Hay que evitar, sin embargo, el agua del grifo, pues puede contener compuestos, como metales pesados, que nuestro cuerpo no necesita (y que pueden resultar perjudiciales para el cuerpo). Además, digamos que no tiene un sabor muy agradable. Démonos un gusto y compremos agua mineral de delicioso sabor, ya que podemos elegir entre muchos tipos. Siempre que nos sea posible, evitemos el agua clorada.

EL MATERIAL CORRECTO

Cuando Jack volvió a la consulta dos meses más tarde, me llenó de alegría ver que su eczema se estaba curando y su estado de ánimo había mejorado. Tras consultarlo con su psiquiatra, había dejado uno de los medicamentos contra la depresión. Al cabo de un año de seguir fielmente la dieta antiinflamatoria y el programa de complementos que habíamos establecido, Jack mostraba una gran mejora, tanto mental como física. Con la evolución positiva de la función cerebral y la estabilización del estado de ánimo, Jack había vuelto a la Universidad. También había reanudado sus actividades culturistas y no tenía problemas para el mantenimiento de una saludable proporción entre grasa corporal y músculo. Su psiquiatra volvió a reducirle la medicación. Jack está ahora a la espera del día, en un futuro no muy lejano, en el que podrá dejar todos los medicamentos.

Jack constituye un ejemplo casi modélico de los efectos gravemente perjudiciales de las dietas con bajo contenido en grasas, tanto para la salud mental como física. Como investigador, considero importantes los últimos adelantos en el campo médico y creo que los casos que pueden tratarse a base de dieta y complementos constituyen los mayores éxitos y los más gratificantes. En cuanto consigo transmitir a mis pacientes la forma en que funciona el cuerpo y lo que hace falta para que la función sea óptima, son ellos quienes deben hacerse cargo de su salud, felicidad y longevididad.

El lector comprende ya en qué sentido la dieta Perricone para la eliminación de las arrugas estimula una salud óptima y ha llegado el momento de pasar a aprender todo lo referente al equilibrio de los complementos para sacar el máximo partido de nuestro nuevo estilo de vida.

Capítulo 4
COMPLEMENTOS ANTIINFLAMATORIOS PARA CONSEGUIR UNA PIEL SUAVE Y RADIANTE

Una parte importante de la transformación de Megan se centró en la reconstrucción y el rejuvenecimiento de todo su cuerpo, de dentro hacia fuera. Los complementos nutritivos más novedosos ajustados a sus necesidades constituyeron un complemento clave en el plan global. Por fortuna se ha avanzado mucho en este tipo de complementos si tenemos en cuenta los preparados multivitamínicos estándar de una sola toma al día de las generaciones pasadas. Hoy en día disponemos de antioxidantes, aminoácidos, vitaminas y minerales pensados para cada caso, de los que pueden obtenerse resultados que van desde agudizar la capacidad cerebral, pasando por la reparación de las células, la quema de grasas para aumentar el tono muscular y la recuperación de la memoria, hasta la intensificación de la libido. Muchos de estos superantioxidantes penetran directamente en la célula, donde combaten los radicales libres y disminuyen la inflamación. A consecuencia de ello, podemos afirmar sinceramente que los complementos adecuados nos mantienen biológicamente más jóvenes de lo que nos correspondería por edad cronológica. En mis investigaciones he trabajado con los mejores formuladores de nutrientes a fin de concebir un programa de complementos global que restaure la piel y le devuelva el resplandor de la juventud, mejore la función cognoscitiva, renueve las células y ayude a reducir la grasa corporal. Combinando la dieta Perricone para la eliminación de las arrugas con los complementos que se presentan en este capítulo, obtendremos una extraordinaria fórmula antienvejecimiento que nos rejuvenecerá la piel.

Pese a que hemos hablado de los ácidos grasos esenciales en el capítulo anterior, son tan importantes para la salud de la piel que vale la pena insistir sobre ellos. Dichos ácidos grasos antes se conocían como «vitamina F», pues se consideran esenciales para el control de los aceites, las grasas y los lípidos corporales que mantienen la piel suave, tersa y joven, y al igual que las vitaminas, deben obtenerse a partir de los alimentos o complementos. Debemos recordar también que no conseguiremos «vitamina F» con una dieta sin grasas. En efecto, las deficiencias de ácidos grasos esenciales constituyen uno de los mayores problemas de las dietas exageradamente bajas en grasas.

Cuando optamos por una alimentación deficiente en nutrientes, no sólo conseguimos fatiga y depresión; la dieta inadecuada se refleja en la piel en forma de palidez, hinchazón y ojeras. Nuestra piel está compuesta por unas células que se dividen con rapidez, lo que la hace especialmente sensible al tipo de nutrientes. La buena salud y la piel bonita van de la mano y unos complementos pensados para cada caso concreto nos ayudarán a alcanzar y a mantener ambas cosas.

Si seguimos el programa de complementos Perricone para la eliminación de las arrugas puede que tomemos más píldoras de las que estamos acostumbrados. Hay que ingerir vitaminas más de una vez al día para asegurar que mantenemos los niveles terapéuticos en nuestra sangre. Una forma simple para seguir el tratamiento sin olvidos será la de utilizar un clasificador de pastillas, que podemos adquirir en la farmacia por poco dinero. Cuando tengo un día muy atareado o como fuera, me llevo las píldoras necesarias clasificadas por dosis en sobrecitos en miniatura (que pueden encontrarse en cualquier tienda de objetos para escritorio). Y aun podemos hacerlo más fácil: yo mismo he creado un programa de complementos completo en bloques que pueden tomarse dos veces al día y contienen todos los nutrientes recomendados en el programa Perricone para la eliminación de las arrugas. Podemos convertir la toma de los complementos en una rutina como la de cepillarnos los dientes. Hagamos de ello un hábito, algo que uno hace de forma mecánica, sin planteárselo. Tomando todos los días las vitaminas en las dosis que recomendamos aquí se obtienen grandes mejoras en la piel y en los niveles de energía.

LA RELACIÓN ENTRE CEREBRO Y BELLEZA

¿Cuál es la relación exacta entre nuestra inteligencia y nuestra piel? ¿Y por qué una serie de nutrientes claves para el buen funcionamiento cerebral, la salud mental y el bienestar son los mismos nutrientes que nos proporcionan una piel saludable y resplandeciente? Yo mismo, como investigador y dermatólogo, he observado que lo que ejerce un efecto positivo en el sistema nervioso central —ya sea un nutriente, una planta o un agente farmacológico— parece ejercer también un efecto positivo sobre la piel.

Todo empieza en el útero. Cuando se desarrolla un feto, su tejido proviene de tres capas distintas de células. La capa de tejido del que procede el cerebro es también el origen de la piel. Por consiguiente, existe una importante conexión entre las dos estructuras.

Este capítulo está pensado como referencia rápida y fácil para todos los nutrientes que necesitamos, entre los cuales cabe citar:

- Una lista de las características y las virtudes del nutriente.
- Los síntomas y efectos de la deficiencia del nutriente.
- Las mejores fuentes de alimentación no inflamatoria.

- La ingestión diaria de referencia. En la mayoría de los casos, estas dosis de referencia son idénticas a las dosis de ingestión diaria de referencia de EE.UU. Las utilizamos aquí pues la legislación federal exige a los fabricantes que especifiquen la cantidad de nutriente en términos de porcentaje de ingestión diaria de referencia. Dicha ingestión diaria es la dosis mínima necesaria para evitar síntomas de deficiencia de nutriente. Personalmente recomiendo unas dosis de vitaminas y minerales algo mayores que los niveles de ingestión diaria de referencia.

- El nivel de efectos adversos no observado constituye la dosis diaria máxima que no provoca efectos adversos, según el Consejo para la nutrición responsable. Determinados nutrientes pueden tomarse sin problemas y resultan más efectivos para una salud óptima incluso en dosis más altas (por ejemplo, la dosis más alta de niacina para mejorar los niveles de colesterol en la sangre), unos niveles que, en determinadas circunstancias, producen efectos adversos no perjudiciales. Las dosis del nivel de efectos adversos no observados serán siempre los máximos que recomendaremos. Las embarazadas o las mujeres que dan el pecho no deberían superar la ingestión diaria de referencia, a menos que se lo indique el médico.

- La recomendación para la eliminación de las arrugas es la dosis diaria que necesita el adulto sano medio para conseguir las máximas ventajas en salud y belleza que proporciona cada complemento. Consultaremos con nuestro médico para cerciorarnos de que dichas dosis son las adecuadas para nuestra situación concreta y que no se producirá una interacción negativa con alguna otra medicación que tomemos.

Al final del capítulo, hay un programa de suplementos para que los tomemos diariamente en el programa de veintiocho días para la eliminación de las arrugas y para el resto de nuestra vida. En el apéndice de recursos encontraremos una lista de empresas a las que podemos encargar las vitaminas para el programa. Es imposible reproducir el equilibrio exacto que se encuentra en mis suplementos nutricionales para la piel y todo el cuerpo, pero las vitaminas recomendadas en este programa funcionarán para combatir la inflamación y conseguir una piel radiante de salud.

EL ÁCIDO ALFA LIPOICO: EL ANTIOXIDANTE UNIVERSAL Y METABÓLICO

Antes de pasar al abecé de los complementos nutricionales, quisiera hablar de una sustancia natural que contiene nuestro cuerpo, conocida como ácido alfa lipoico, uno de los elementos más efectivos contra el envejecimiento, un antioxidante y antinflamatorio.

Características y virtudes

- Contribuye en la producción de energía de la célula.
- Liposoluble e hidrosoluble; funciona tanto en la membrana plasmática celular grasa como en el interior acuoso de la célula.
- Ayuda a regenerar las vitaminas C y E.
- Protege el DNA (las instruccciones genéticas de la célula) .
- Protege la mitocondria (la parte de la célula que produce energía).
- Impide la activación del factor de transcripción NF-kB, al tiempo que reduce la inflamación celular.
- Controla el AP-1, ayuda a remodelar el colágeno.
- Protege la piel contra la iniciación de la inflamación a partir de los radicales libres, incluyendo la exposición al sol.
- Aumenta la energía y la vitalidad celular.
- Impide la glicosilación (el acoplamiento anormal del azúcar a la proteína), que desemboca en entrecruzamientos del colágeno, que lo convierten en rígido e inflexible.
- Actúa en sinergia con todos los sistemas antioxidantes.
- Protege y eleva el glutatión, antioxidante del interior de las células.
- Actúa como agente antiinflamatorio efectivo.
- Acelera la eliminación de la glucosa del torrente sanguíneo.
- Mejora la función de la insulina.
- Disminuye la resistencia a la insulina.
- Impide la reproducción del VIH en el tubo de ensayo.

Requisitos para el consumo y recomendaciones sobre complementos

- Referencia diaria: no se ha establecido.

- Recomendación para la eliminación de las arrugas: 200 mg, divididos en dos dosis: 100 mg en el desayuno y 100 mg en la comida.

El ácido alfa lipoico se conoce como el «antioxidante universal» por
ser graso y al tiempo hidrosoluble. Además es 400 veces más eficaz que
las vitaminas E y C en conjunto (ambas de gran renombre por sus propiedades antioxidantes). El ácido alfa lipoico penetra enseguida en la
membrana plasmática celular y en las membranas plasmáticas que rodean unas partes tan básicas de la célula como son la mitocondria y el
núcleo. Al ser tan hidrosoluble, puede penetrar asimismo en el citosol.
El ácido alfa lipoico brinda protección cuando se precisa, pues penetra
en el interior y en el exterior de la célula.

El cuerpo contiene pequeñas cantidades de ácido alfa lipoico dentro
de la mitocondria. Forma parte de un sistema de enzimas que producen
energía denominado complejo piruvato dehidrogenasa. Este sistema de
enzimas colabora en la conversión del alimento en energía; no obstante
es importante precisar que el ácido alfa lipoico queda encerrado dentro
de dicho sistema y no flota libremente en la célula.

De todas formas, si tomamos el ácido alfa lipoico como complemento en cápsulas o lo aplicamos tópicamente como loción, funciona como
antioxidante y al tiempo como ayuda en el metabolismo celular. El ácido
alfa lipoico estimula la producción de energía en las células, de la misma
forma que ayuda a la mitocondria a transformar el alimento en energía.
Como ya sabemos, cuanto mayor es el nivel de energía en la célula,
mejor conservamos nuestra juventud. Es difícil exagerar la importancia
del ácido alfa lipoico, el antioxidante metabólico.

Tenemos que entrar en tecnicismos para explicar otra importante
función del ácido alfa lipoico. Inhibe la actuación del factor de transcripción NF-kB, tal como hemos aprendido en el capítulo anterior. El ácido
alfa lipoico es capaz de «recoger» los radicales libres antes de que ata-
quen las grasas poliinsaturadas de la membrana plasmática celular, con
lo que se evita la formación de las peligrosas grasas oxidades denominadas peróxidos lípidos. Como se recordará, dichos lípidos tóxicos desencadenan daños en el DNA y la activación del NF-kB.

En condiciones normales, el NF-kB es una molécula proteínica ino-
fensiva que permanece inerte gracias a un acoplamiento inhibidor.
Ahora bien, cuando una célula se encuentra en estado de tensión oxidan-

te, se separa de ella la porción inhibidora, con lo que permite que el NF-kB se traslade al núcleo. Allí, el NF-kB promueve la transcripción (permite al DNA pasar instrucciones a la célula), causando la producción de unos elementos químicos que favorecen la inflamación, denominados citoquinas (como el factor de necrosis tumoral alfa y las interleuquinas).

Lo positivo es que el ácido alfa lipoico inhibe la activación del NF-kB mejor que cualquier otro antioxidante. Bloquea la producción de enzimas que perjudican las fibras de colágeno y conserva suave la superficie de la piel. Resulta también efectivo para evitar la glicación, los efectos perjudiciales de las moléculas de azúcar en las fibras de colágeno.

Recordemos el AP-1 del capítulo anterior. El ácido alfa lipoico produce también unos importantísimos efectos en este factor de transcripción. Cuando la presión oxidante creada por la luz del sol activa el AP-1, este en realidad asimila nuestro colágeno y causa microcicatrices. Pero cuando el AP-1 es activado por el ácido alfa lipoico, estimula la producción de enzimas que asimilan el colágeno, las cuales en realidad digieren más el colágeno dañado que el sano. Este proceso ayuda a reconstruir el tejido de la cicatriz.

Saber es poder, por ello consideramos que es importante que el lector posea una buena comprensión básica de estos «milagros» bioquímicos y biológicos para animarse a seguir con el programa para la eliminación de las arrugas. Si nos limitáramos a decir, «hay que comer esto» o «hay que tomar lo otro» algunos seguirían el plan una temporada, pero sólo hasta el día en que se sintieran tentados por algún «reclamo» de comida rápida o un trozo de pastel de chocolate. Por ello es importante utilizar la información que ofrecemos para trazar una vívida imagen mental de cómo afecta la dieta a nuestra salud y energía. En cuanto hayamos «captado» esta inevitable realidad, conseguiremos la transformación de nuestro aspecto y nuestro ritmo de envejecimiento para siempre.

LAS VITAMINAS: EMPEZAR POR EL ABECÉ

Las vitaminas pueden ser liposolubles o hidrosolubles. Las vitaminas A, D, E y K son liposolubles. Se almacenan en el hígado y el cuerpo las utiliza muy lentamente. Una acumulación de estas vitaminas liposolubles puede resultar tóxica. Las vitaminas del complejo B y C son hidrosolubles. El cuerpo las consume con gran rapidez y elimina el exceso en la orina. La vitamina A, las vitaminas del complejo B y la vitamina C constituyen la base de nuestro régimen nutritivo antienvejecimiento.

Vitamina A
Características y virtudes

- Liposoluble.
- Esencial para el crecimiento.
- Fomenta el desarrollo óseo.
- Fortalece el sistema inmunológico.
- Mejora la visión nocturna.
- Ayuda en la reproducción.
- Fomenta la curación de las heridas.
- Contribuye en la consecución de una piel sana.

Síntomas y efectos de deficiencia en vitamina A

- Afecciones oculares y de los tejidos epiteliales (la piel y las membranas mucosas que recubren las superficies corporales internas).
- Piel áspera y seca.

Fuentes de alimentación no inflamatoria

- Bacalao.
- Berros.
- Bróculi.
- Col rizada.
- Espinacas.
- Halibut.
- Melón cantaloupe.
- Pimientos rojos.

Necesidades de ingestión y recomendaciones en complementos

- Ingestión diaria de referencia: 5.000 IU.
- Nivel en que no se observan efectos adversos: 10.000 IU.
- Recomendaciones para la eliminación de las arrugas: 5.000-10.000 IU de fuentes carotenoides.

La vitamina A forma parte de un grupo de compuestos denominados retinoides. Se encuentra en productos animales como el hígado, los lácteos, los huevos y el aceite de hígado de pescado; también en verduras y hortalizas de color rojo oscuro, verde y amarillo. La vitamina A se absorbe mejor en presencia de alguna grasa de la dieta y con suficiente cinc, vitamina E y proteínas en el cuerpo. Como sucede con todas las vitaminas liposolubles, una ingestión excesiva de vitamina A resulta tóxica, a menos que se tome bajo la forma de carotenos, que el cuerpo convierte en vitamina A según sus necesidades.

La vitamina A contribuye en la reproducción normal de las células, en un proceso denominado diferenciación. Las células que no se han diferenciado adecuadamente es más probable que sufran cambios precancerosos. La vitamina A es importante para la salud y la integridad de la membrana plasmática celular. Como antioxidante liposoluble, puede penetrar en la célula, proporcionarle protección, neutralizar los radicales libres y evitar la tensión oxidante.

Cien gramos de brócoli, de espinacas o de melón cantaloupe contienen suficiente vitamina A (en su forma precursora, el caroteno) para satisfacer la ingestión diaria de referencia de este nutriente. En cuanto a las virtudes antioxidantes, recomendamos entre 5.000 y 10.000 IU de vitamina A todos los días. Tengamos en cuenta que el hígado almacena la vitamina A y que una acumulación puede resultar tóxica. Para evitarnos problemas, no superaremos las recomendaciones en cuanto a dosis para esta vitamina y para las demás liposolubles. También es importante recordar que muchos alimentos con alto contenido en vitamina A (como los carotenos) pueden provocar una reacción inflamatoria a consecuencia de su alto contenido en azúcar. Entre ellos cabe citar los boniatos, las zanahorias y el ñame, que aconsejamos evitar.

La prescripción más popular contra el acné y el envejecimiento de la piel es el Retin-A (tretinoina) en forma tópica, una forma ácida de la vitamina A. El Retinol, la forma alcohol de la vitamina A, se utiliza en cosmética porque, en la piel, se convierte en pequeñas cantidades de tretinoina.

Complejo vitamínico B
Características y virtudes

- Incrementa la salud de la piel, el pelo y las uñas.
- Fortalece los huesos y músculos.
- Favorece la producción de energía.
- Ayuda en la función metabólica.
- Ayuda en la digestión de las proteínas.
- Promueve la salud del sistema nervioso.
- Fortifica las membranas mucosas.
- Estimula la correcta función de los intestinos y del intestino grueso
- Previene el mal humor, la inquietud, la irritabilidad, el insomnio y la fatiga.
- Mejora la salud del hígado.
- Refuerza la adecuada función de las células del cerebro.
- Previene las afecciones de la piel.
- Alivia el síndrome de tensión premenstrual.

Síntomas y efectos de una deficiencia del complejo de vitamina B

- Muchas afecciones cutáneas.
- Nerviosismo.
- Depresión.
- Aletargamiento.
- Memoria deficiente.
- Insomnio.

Hay ocho vitaminas B en el Programa de suplementos para la eliminación de las arrugas

- Vitamina B_1 (tiamina).
- Vitamina B_2 (riboflavina).
- Vitamina B_3 (niacina).
- Vitamina B_5 (ácido pantoténico).
- Vitamina B_6 (piridoxina).
- Vitamina B_{12} (cianocobalamina).
- Ácido fólico (folato).
- Biotina.

La mayor parte de vitaminas B se consideran coenzimas, las cuales, tomadas en conjunto, trabajan en sinergia para llevar a cabo procesos biológicos esenciales, en especial los que afectan a los nervios, al cerebro y a la piel.

Este grupo de vitaminas es hidrosoluble, lo que significa que no se depositan en el cuerpo y hay que reponerlas todos los días. Vamos a echar un vistazo a cada una de las vitaminas B.

Vitamina B_1 (tiamina)
Características y virtudes

- Estimula la conversión de hidratos de carbono y glucosa en energía.
- Contribuye en el metabolismo de las proteínas y las grasas.
- Fomenta el crecimiento saludable en la infancia y la adolescencia.
- Facilita la digestión.
- Mejora la actitud mental.
- Promueve la función normal del sistema nervioso, de los músculos y el corazón.

Síntomas y efectos de la deficiencia en vitamina B_1

- Problemas con los sistemas gastrointestinal, cardiovascular y periférico.
- Depresión.
- Irritabilidad.

- Déficit de atención.
- Debilidad muscular.

Fuentes alimenticias no inflamatrorias

- Frutos secos crudos.
- Garbanzos.
- Judías pintas.
- Salmón.
- Soja.

Requisitos para el consumo y recomendaciones sobre complementos

- Ingestión diaria de referencia: 1,5 mg.
- Nivel de efectos adversos no observados: 50 mg.
- Recomendación para la eliminación de las arrugas: 10-50 mg.

Vitamina B$_2$ (riboflavina)
Características y virtudes

- Esencial para el crecimiento normal de las células.
- Ayuda a metabolizar los hidratos de carbono, las grasas y proteínas
- Estimula la salud de la piel, el cabello y las uñas.

Síntomas y efectos de la deficiencia de vitamina B$_2$

- Llagas y grietas en las comisuras de los labios.
- Inflamación de la lengua y la piel.

Fuentes alimenticias no inflamatorias

- Almendras.
- Leche descremada.
- Nueces.
- Requesón descremado.
- Yogur natural.

Requisitos para el consumo y recomendaciones sobre complementos

- Ingestión diaria de referencia: 1,7 mg.
- Nivel de efectos adversos no observados: 200 mg.
- Recomendación para la eliminación de las arrugas: 10-100 mg.

Vitamina B₃ (niacina)
Características y virtudes

- Facilita el metabolismo celular y de los lípidos.
- Mantiene la piel sana.
- Ayuda a sintetizar las hormonas.
- Apoya el buen funcionamiento de los sistemas gastrointestinal y nervioso.
- Protege contra los agentes cancerígenos, evitando determinados tipos de cáncer.
- Reduce los niveles de colesterol y triglicéridos.
- Trata y previene los problemas circulatorios.
- Mantiene la estabilidad mental.

Síntomas y efectos de la deficiencia en vitamina B₃

- Dermatitis.
- Diarrea .
- Demencia.
- Rojez de ojos.
- Pérdida del apetito.
- Ansiedad o nerviosismo.

Fuentes alimenticias no inflamatorias

- Almendras.
- Avellanas.
- Semillas de girasol.
- Yogur natural.

Requisitos para el consumo y recomendaciones sobre complementos

- Ingestión diaria de referencia: 20 mg.
- Nivel de efectos adversos no observados: 500 mg (Nota: Se utilizan dosis de 1.000 a 4.000 mg al día para el control del colesterol y, aunque en general no crean problemas, pueden producir efectos secundarios como sofocos, náuseas y ardor de estómago. No deben consumirse nunca más de 500 mg diarios de niacina sin supervisión médica.)
- Recomendación para la eliminación de las arrugas: 20-100 mg.

Vitamina B₅ (ácido pantoténico) Características y virtudes

- Estimula el ciclo de Krebs de producción de energía (tiene lugar en la mitocondria).
- Colabora en la producción de hormonas suprarrenales.
- Reduce los niveles de colesterol y triglicéridos.
- Desempeña un papel en el metabolismo de las grasas, los hidratos de carbono y las proteínas.
- Colabora en la lucha contra la infección.
- Aumenta la resistencia física.
- Mejora la capacidad de curación del cuerpo.
- Ayuda a crear anticuerpos.
- Mejora la digestión.
- Ayuda en el funcionamiento del sistema nervioso, en la función de las glándulas suprarrenales y en el equilibrio glandular.

Síntomas y efectos de la deficiencia en vitamina B₅

- Fatiga.
- Calambres.
- Dolor de estómago.
- Vómitos.

Fuentes alimenticias no inflamatorias

- Almendras.
- Frijoles.
- Garbanzos.
- Lentejas.

Requisitos para el consumo y recomendaciones sobre complementos

- Ingestión diaria de referencia: 10 mg.
- Nivel de efectos adversos no observados: 1.000 mg .
- Recomendación para la eliminación de las arrugas: 10-250 mg.

Vitamina B_6 (piridoxina)
Características y virtudes

- Necesaria para la función de más de sesenta enzimas.
- Esencial para procesar aminoácidos.
- Ayuda en la formación de algunos neurotransmisores.
- Esencial para la regulación de los procesos mentales que influyen en el humor.
- Provoca un descenso de los niveles de homocisteína, una sustancia vinculada a las dolencias cardiovasculares, la apoplejía, la osteoporosis y el Alzheimer (en combinación con el ácido fólico y la vitamina B_{12}).
- Ayuda a sintetizar los ácidos grasos.
- Ayuda a metabolizar el colesterol.
- Utilizada para producir neurotransmisores, incluyendo la serotonina, la melatonina y la dopamina.
- Crucial para la salud del sistema inmunológico.
- Mantiene el azúcar de la sangre a un nivel normal.

Síntomas y efectos de la deficiencia en vitamina B_6

- Dermatitis.
- Glositis (inflamación en la lengua).

- Depresión.
- Confusión.
- Convulsiones.

Fuentes alimenticias no inflamatorias

- Alubias pintas.
- Huevos.
- Lentejas.
- Salmón.

Requisitos para el consumo y recomendaciones sobre complementos

- Ingestión diaria de referencia: 2 mg.
- Nivel de efectos adversos no observados: 200 mg .
- Recomendación para la eliminación de las arrugas: 50-100 mg.

Vitamina B_{12} (Cianocobalamina)
Características y virtudes

- Funciones en el tracto gastrointestinal, el sistema nervioso y el tuétano de los huesos.
- Ayuda a mantener sanas las neuronas y los glóbulos rojos de la sangre.
- Necesaria para producir DNA.
- Provoca un descenso de los niveles de homocisteína (en combinación con el ácido fólico y la vitamina B_6).

Síntomas y efectos de la deficiencia en vitamina B_{12}

- Anemia perniciosa.
- Fatiga.
- Debilidad.
- Náuseas.
- Estreñimiento.
- Flatulencia.

- Pérdida de apetito.
- Pérdida de peso.
- Adormecimiento y cosquilleo en las manos y pies.
- Se producen a menudo deficiencias en los vegetarianos que no comen productos animales.

Fuentes alimenticias no inflamatorias

- Halibut .
- Huevos.
- Salmón.
- Yogur natural.

Requisitos para el consumo y recomendaciones sobre complementos

- Ingestión diaria de referencia: 6 µg.
- Nivel de efectos adversos no observados: 3.000 µg .
- Recomendación para la eliminación de las arrugas: 5-100 µg.

Ácido fólico (Folato)
Características y virtudes

- Necesario para la síntesis de los ácidos nucleicos.
- Ayuda en la formación de los glóbulos rojos de la sangre.
- Provoca un descenso de los niveles de homocisteína (en combinación con la vitamina B_{12} y la B_6).

Síntomas y efectos de la deficiencia en ácido fólico

- Glóbulos rojos insuficientes y dilatados (anemia megaloblástica).
- Problemas gastrointestinales.
- Dolor en la lengua.
- Grietas en las comisuras de la boca .
- Diarrea.
- Ulceración del estómago e intestinos.

Fuentes alimenticias no inflamatorias

- Aguacate.
- Chirivías.
- Col rizada.
- Coles de Bruselas.
- Coliflor.
- Espárragos.
- Espinacas.
- Frijoles.
- Garbanzos.
- Judías pintas.
- Judías blancas.
- Melón.
- Naranja.
- Pechuga de pollo.
- Remolacha.

Requisitos para el consumo y recomendaciones sobre complementos

- Ingestión diaria de referencia: 400 µg.
- Nivel de efectos adversos no observados: 1.000 µg .
- Recomendación para la eliminación de las arrugas: 400-800 µg.

Biotina.
Características y virtudes

- Ayuda en el metabolismo de las grasas, los hidratos de carbono y las proteínas.
- Ayuda en la utilización del ácido fólico, vitamina B_5 y vitamina B_1
- Promueve la salud del cabello.

Síntomas y efectos de la deficiencia de biotina

- Anorexia.
- Náuseas.

- Vómitos.
- Inflamación de la lengua.
- Palidez gris.
- Depresión.
- Pérdida del cabello.
- Dermatitis.

Requisitos para el consumo y recomendaciones sobre complementos

- Ingestión diaria de referencia: 300 µg (Nota: Los suplementos de biotina pueden tomarse con una ingestión diaria de ácido alfa lipoico que sobrepase los 100 mg. Esto se debe a que el ácido alfa lipoico puede competir con la biotina y a largo plazo interferir en las actividades de la biotina en el cuerpo.)
- Nivel de efectos adversos no observados: 2.500 µg.
- Recomendación para la eliminación de las arrugas: 300 µg.

Vitamina C

La vitamina C es otra superestrella del panteón de los antioxidantes que combaten el envejecimiento. Existen dos tipos básicos de vitamina C y cada uno cumple con una importante función.

La forma de vitamina C más conocida popularmente es el ácido L-ascórbico, que es hidrosoluble. El ácido L-ascórbico, como vitamina hidrosoluble, protege el citosol, el interior acuoso de la célula.

Pero existe también una forma de vitamina C denominada éster-C. (La vitamina éster-C, más conocida —y la que prescribo para uso tópico— es el palmitato ascórbico.) La vitamina éster-C protege las partes grasas de la célula a las que no protege el ácido L-ascórbico.

LA VITAMINA C: UNO DE LOS TIPOS PROTEGE EL INTERIOR Y EL OTRO, EL EXTERIOR

Existe cierta confusión alrededor de una forma de vitamina C liposoluble, denominada éster-C. Un éster es un compuesto químico que combina un ácido y un alcohol. El palmitato ascórbico —el éster de la vitamina C más conocido— se obtiene añadiendo un ácido graso procedente del aceite de palma al ácido L-ascórbico. El enlace químico resultante crea un compuesto liposoluble que contiene vitamina C.

El palmitato ascórbico protege las importantísimas membranas celulares de la piel. Los ésteres como el palmitato ascórbico tendrían que ser la principal opción de vitamina C en la elaboración de productos para el cuidado de la piel, pues ésta los absorbe y los mantiene mucho mejor que el ácido L-ascórbico.

EL ESCORBUTO: NO SÓLO ENTRE LOS MARINEROS

Las deficiencias de vitamina C son mucho más comunes de lo que piensan muchos médicos. En 1977, un equipo de la Universidad de Arizona, dirigido por la doctora Carol Johnson, examinó una serie de muestras de sangre pertenecientes a un grupo de 494 personas de clase media seleccionadas al azar. Las pruebas demostraron que a un 30 % de aquellas personas les faltaba vitamina C y que un 6,3 % padecía una enfermedad más grave, denominada deficiencia de vitamina C, que produce los síntomas de la enfermedad que en otra época se llamó el escorbuto, azote de marineros y otros sectores de la población que no consumían frutas y verduras frescas durante largos periodos de tiempo.

La vitamina C constituye la base de nuestro programa antioxidante, pero al mismo tiempo es un nutriente frágil e inestable. Teniendo en cuenta que los niveles de vitamina C de los alimentos varían según el clima, las condiciones del terreno, el tiempo de almacenamiento, la temperatura y la cocción, resulta imposible precisar exactamente qué cantidad de vitamina C tomamos con cada comida, de ahí lo acertado de establecer un complemento diario de 500 a 1.000 mg de vitamina C.

La vitamina C (ácido L-ascórbico y palmitato ascórbico)

La vitamina C es ácido ascórbico, un compuesto hidrosoluble. El palmitato ascórbico es el ácido ascórbico vinculado a un ácido graso para su conversión en un sistema de suministro de vitamina C liposoluble.

Características y virtudes

- Hidrosoluble (ácido L-ascórbico) o liposoluble (ésters de vitamina C como el palmitato ascórbico).
- Estimula la producción de colágeno.
- Esencial para el funcionamiento de los neurotransmisores, entre los cuales cabe citar la dopamina, la serotonina y la acetilcolina.
- Se acumula en el interior de los glóbulos blancos para mantener una eficaz respuesta inmunológica.
- Protege la piel contra los radicales libres creados por la luz solar, el ozono y los productos químicos irritantes.
- Se acumula en el sistema nervioso central para contrarrestar la actividad de los radicales libres.

Síntomas y efectos de la deficiencia de vitamina C

- Escorbuto (encías blandas y sangrantes; sangrados bajo la piel; extrema debilidad).
- Enfermedad de Parkinson.
- Pérdida de tono muscular.
- Pérdida de sensación de bienestar.
- Arrugas.
- Disminución de la inmunidad; mayor propensión a las infecciones.

Requisitos para el consumo y recomendaciones sobre complementos

- Ingestión diaria de referencia: 60 mg.
- Nivel de efectos adversos no observados: 1.000 mg o más.
- Recomendación para la eliminación de las arrugas: 1.000 mg de ácido ascórbico y 500 mg de palmitato ascórbico.

La ingestión diaria de referencia de 60 mg no es adecuada para proporcionar la acción antioxidante que presenta la vitamina C ni para mantener unos niveles razonables en los tejidos cutáneos. Aunque se tomen las altas dosis orales recomendadas, hará falta utilizar cosméticos que contengan un éster de vitamina C, como el palmitato ascórbico para conseguir unos niveles de vitamina C en la piel lo suficientemente elevados para reducir de forma efectiva la inflamación.

A fin de evitar problemas gástricos y mantener unos niveles adecuados en la sangre, dividiremos la dosis en tres o cuatro tomas al día.

Para conseguir la máxima absorción del ácido ascórbico, nos procuraremos cápsulas de vitamina C o añadiremos cristales de vitamina C en polvo al agua o a las infusiones. (Las tabletas duras de vitamina C suelen atravesar las vías digestivas intactas.) Nota: Existe constatación de que la vitamina C se absorbe mejor si se combina con bioflavonoides (antioxidantes antiinflamatorios que se encuentran en los cítricos y otros alimentos). No obstante, los productos con vitamina C y bioflavonoides no contienen la cantidad suficiente para producir dicho efecto.

Los fabricantes de Ester-C® (el cual, a pesar de su nombre, no es un auténtico éster de la vitamina C) afirman también que su producto de vitamina C con vínculo mineral tiene una absorción superior, producto que contiene además metaboilitos de vitamina C (productos de descomposición). Si bien Ester-C® ha demostrado una capacidad de absorción superior en ratas y en células humanas aisladas, la única prueba clínica realizada y revisada en seres humanos demostró que no poseía más absorción. Tanto el Ester-C® como la vitamina C con bioflavonoides resultan sustancialmente más caros que el ácido L-ascórbico puro, constatación que anularía cualquier incremento moderado en absorción celular o respuesta celular que puedan ofrecer estos productos.

Fuentes alimenticias no inflamatorias

- Bróculi.
- Cítricos.
- Fresas.
- Melón cantaloupe.
- Pimientos morrones rojos.
- Tomates.

Vitamina E: «defensa del perímetro» de cada célula

La vitamina E está compuesta por ocho elementos diferenciados, que están divididos en dos grupos: cuatro tocoferoles y cuatro tocotrienoles. Para aprovechar sus virtudes, recomendamos un suplemento «combinación» de vitamina E que ofrece una mezcla de tocotrienoles y tocoferoles, en especial tocoferoles gamma.

Características y virtudes

- Liposoluble.
- Disminuye el colesterol.
- Reduce la presión sanguínea.
- Previene las cataratas.
- Disminuye el riesgo de apoplejía.
- Refuerza el sistema inmunológico.
- Disminuye los síntomas de la enfermedad de Alzheimer.
- Previene los ataques al corazón.
- Protege la membrana plasmática celular.

Fuentes alimenticias no inflamatorias

- Aceitunas.
- Almendras.
- Avellanas.
- Espárragos.
- Espinacas.
- Nueces.
- Semillas de girasol.

Requisitos para el consumo y recomendaciones sobre complementos

- Ingestión diaria de referencia: 30 IU.
- Nivel de efectos adversos no observados: 1.200 IU.
- Recomendación para la eliminación de las arrugas: 400 a 800 IU.

Nos procuraremos cápsulas de gel suave que contengan un total de 400-800 IU de vitamina E. Puesto que es liposoluble, las tomaremos con la comida para una mejor absorción.

Minerales

Calcio

Puesto que muchas mujeres (y cada vez más hombres) sienten preocupación por la cuestión de la densidad ósea, el calcio y el magnesio se han convertido en minerales de gran importancia. Nada envejece más que la típica giba y la inclinación de la columna debidas a una osteoporosis avanzada o la fragilidad que conllevan unos huesos quebradizos. Nuestras madres nos aconsejaban tomar leche para reforzar los huesos, pero los complementos también surten efecto. A medida que nos hacemos mayores, la densidad de los huesos disminuye, y yo recomiendo encarecidamente un suplemento de calcio.

Continúa el debate sobre la mejor forma de calcio para la ingestión. El cuerpo absorbe un poco mejor las formas queladas (por ejemplo el citrato de calcio o malato), pero también resultan mucho más caras que el carbonato de calcio: la forma estándar, más económica. El carbonato de calcio es una buena opción, a menos que tengamos problemas con el sistema digestivo. Si es así, tomaremos una versión quelatada o aumentaremos la ingestión de carbonato de calcio teniendo en cuenta el menor nivel de absorción.

Características y virtudes

- Esencial para la salud de los dientes, encías y huesos.
- Reduce las acumulaciones de colesterol.
- Alivia los espasmos musculares.
- Reduce la presión arterial.
- Alivia el síndrome premenstrual en algunos casos.
- Facilita la absorción de nutrientes a través de las membranas celulares.
- Facilita la contracción de los músculos.
- Facilita la conducción nerviosa.

Síntomas y efectos de la deficiencia de calcio

- Osteoporosis.
- Sangrado de encías.
- Raquitismo.

Fuentes alimenticias no inflamatorias

- Berza, col rizada, grelos.
- Brócoli hervido (el hervor facilita la disponibilidad del calcio).
- Frutos secos y semillas.
- Sardinas y salmón (en conserva, con espinas incluidas).
- Tofu.
- Trigo germinado.
- Vegetales marinos (algas, etc.).
- Yogur descremado.

Requisitos para el consumo y recomendaciones sobre complementos

- Ingestión diaria de referencia: 1.000 mg.
- Nivel de efectos adversos no observados: 1.500 mg.
- Recomendación para la eliminación de las arrugas: 1.200 mg.

Las mejores fuentes de calcio son los vegetales marinos (los que poseen una mayor concentración por gramo), el queso y el tofu. Le siguen en importancia la leche y los productos lácteos (excepto el yogur), pero no los recomiendo como fuentes primarias de calcio a mis pacientes adultos, puesto que tienden a fomentar la inflamación y a muchas personas les resultan difíciles de digerir. Además, para alcanzar los niveles estándar tenemos que tomar como mínimo tres vasos de leche o más de 140 gramos de queso duro al día: un objetivo que puede resultar difícil para muchos adultos. El yogur natural, las verduras, las semillas y los frutos secos son opciones mejores, aunque también deben consumirse en grandes cantidades para alcanzar los niveles estándar, por lo tanto, los complementos serán la estrategia lógica para asegurar la adecuada dosis de calcio diario. Por otro lado, nunca recomiendo el calcio sin su compañero nutricional, el magnesio.

Cinc

Características y ventajas

- Ayuda a curar las heridas.
- Estimula el metabolismo de la energía.
- Ayuda al cuerpo a mantener el colágeno saludable.
- Un elemento de superoxidismutasa (SOD), eficaz para combatir los radicales libres.
- Esencial para la división normal de las células.

Síntomas y efectos de la deficiencia de cinc

- Empeora el acné, la soriasis y el eczema.

Fuentes alimenticias antiinflamatorias

- Copos de avena (no instanténeos).
- Coquitos del Brasil.
- Halibut.
- Pavo.
- Pollo.
- Salmón.
- Semillas de girasol.

Requisitos para el consumo y recomendaciones sobre complementos

- Ingestión diaria de referencia: 15 mg.
- Nivel de efectos adversos no observados: 30 mg.
- Recomendación para la eliminación de las arrugas: 15 a 30 mg.

Cromo

Características y ventajas

- Regula los niveles de azúcar en la sangre.
- Ayuda a metabolizar la grasa corporal.

- Reduce el colesterol.
- Ayuda a regular la insulina.
- Colabora en la pérdida de peso.
- Importante en el metabolismo de los hidratos de carbono y las grasas.
- Ayuda a regular el contenido de glucosa en la sangre.
- Es necesario para la correcta función de la insulina .

Síntomas y efectos de la deficiencia de cromo

- Dificulta la tolerancia respecto a la glucosa.
- Dificulta el crecimiento.

Fuentes alimenticias no inflamatorias

- Hígado de ternera .
- Levadura de cerveza.

Requisitos para el consumo y recomendaciones sobre complementos

- Ingestión diaria de referencia: 1.200 µg.
- Nivel de efectos adversos no observados: 1.000 µg.
- Recomendación para la eliminación de las arrugas: 200 µg cromo polinicotinado.

Se estima que una tercera parte de los norteamericanos no consume estos mínimos niveles, debido a la falta de popularidad de las dos mejores fuentes que nos suministran este mineral. Recomiendo tomar 200µg de polinicotinato de cromo como complemento a diario. (No recomiendo la ingestión de cromo en forma de picolinato de cromo, pues se ha relacionado con algún problema.)

Apunte rápido: Tomaremos el cromo junto con la vitamina C para aumentar su absorción.

Magnesio

Características y ventajas

- Regula la presión arterial.
- Mejora el tono muscular.
- Favorece la salud de los huesos y el desarrollo de los dientes.
- Necesario para la producción de energía y la síntesis de las proteínas.
- Contrarresta los efectos negativos de las hormonas de la tensión.

Síntomas y efectos de la deficiencia de magnesio

- Espasmos musculares.
- Temblores.
- Convulsiones.
- Trastornos mentales.

Fuentes alimenticias antinflamatorias

- Aguacates.
- Almendras.
- Cacahuetes.
- Copos de avena (no instantáneos).
- Habas de soja.
- Tofu.

Requisitos para el consumo y recomendaciones sobre complementos

- Ingestión diaria de referencia: 400 mg.
- Nivel de efectos adversos no observados: 700 mg.
- Recomendación para la eliminación de las arrugas: la mitad de las cantidades de magnesio para el calcio; 600 a 1.200 mg dependiendo de la ingestión de calcio.

Tengamos presente que la cocción puede disolver hasta tres cuartas partes del mineral disponible, que quedarán en la cacerola.

Selenio

Características y ventajas

- Esencial en la formación de glutatión.
- Neutraliza los venenos como el mercurio y el arsénico.
- Reduce los índices de determinados cánceres.
- Proporciona alivio antinflamatorio a la soriasis y la artritis reumatoide.
- Protege las células contra los efectos de los radicales libres.
- Previene la oxidación de los ácidos grasos insaturados.
- Ayuda en el adecuado funcionamiento del corazón.
- Necesario para la adecuada función del sistema inmunológico.

Fuentes alimenticias antiinflamatorias

- Ajo.
- Carne de ave.
- Coquitos del Brasil.
- Hígado, como el de ternera.
- Pescado y marisco.

Requisitos para el consumo y recomendaciones sobre complementos

- Ingestión diaria de referencia: 70µg.
- Nivel de efectos adversos no observados: 200 µg.
- Recomendación para la eliminación de las arrugas: 200µg.

AMINOÁCIDOS Y ELEMENTOS NUTRICIONALES AISLADOS

El último grupo de complementos recomendados lo constituyen una mezcla de antioxidantes y compuestos nutricionales. Para algunos no

existe dosis estándar recomendada. He extraído, pues, las recomendaciones de diversas fuentes de investigación publicadas.

L-carnitina

Características y ventajas

- Permite el paso de las grasas a la mitocondria para proporcionar
  energía.
- Facilita la pérdida de peso al mejorar el metabolismo de las grasas
- Previene el perjuicio de los radicales libres .

Síntomas y efectos de la deficiencia de la L-carnitina

- Incapacidad para aprovechar la energía almacenada en los ácidos
  grasos y acumulación de intermediarios grasos que pueden resultar
  tóxicos para las células.

Fuentes de alimentación antiinflamatorias

- Carne.
- Productos lácteos.

Requisitos para el consumo y recomendaciones sobre complementos

- Ingestión diaria de referencia: no establecida.
- Nivel de efectos adversos no observados: no establecido.
- Recomendación para la eliminación de las arrugas: 500 a 1.500
  mg, según la edad y el estado de salud. Los menores de treinta años
  que se sientan con energía tomarán 500 mg. Los que tengan problemas crónicos de salud, como diabetes, dolencias del corazón o
  fatiga crónica, deberían tomar entre 1.000 y 1.500 mg. Para una
  máyor absorción, dividiremos las dosis en tres tomas.

Acetil L-carnitina

Tenemos al alcance como complemento otra forma de carnitina, denominada acetil L-carnitina. Esta no puede derivarse de los alimentos. Cuando los científicos añaden a la carnitina la parte de acetil, consiguen que esta traspase con más facilidad la barrera sangre-cerebro. El acetil L-carnitina es terapéutico para las células del cerebro. En mi práctica clínica he descubierto que si se complementa la dieta con acetil L-carnitina suele acelerarse mejor la pérdida de grasa que con L-carnitina sola.

Características y ventajas

- Mejora la función cognoscitiva, incluyendo la memoria y la dificultad para la resolución de problemas.
- Fomenta la salud de la piel.

Requisitos para el consumo y recomendaciones sobre complementos

- Ingestión diaria de referencia: no establecida.
- Nivel de efectos adversos no observados: no establecido.
- Recomendación para la eliminación de las arrugas: 500 a 1.000 mg. Las fuentes de la acetil L-carnitina pueden encontrarse en el Apéndice B.

Coenzima Q 10 (CoQ10)

Características y ventajas

- Liposoluble.
- Alivia la insuficiencia cardíaca.
- Reduce la angina y la hipertensión.
- Aumenta la eficiencia metabólica, frena el aumento de peso.
- Preserva la acción antioxidante de la vitamina C.
- Puede prevenir la arterioesclerosis.
- Protege tanto la mitocondria como la membrana celular contra los daños provocados por la oxidación.

- Refuerza las encías y las protege contra la enfermedad perio-
dontal.

Síntomas y efectos de la deficiencia de la coenzima Q 10

- La deficiencia de CoQ10 es común en personas que padecen del
corazón. Las biopsias de tejidos del corazón realizadas en pacientes con diferentes tipos de enfermedades cardíacas muestran una
deficiencia de la coenzima Q10 en el 50 o el 75 por ciento de los
casos.
- La deficiencia de Q10 puede afectar la función cerebral y nerviosa.

Fuentes de alimentación antiinflamatorias

Los alimentos contienen tan sólo unas pequeñas cantidades de CoQ10.
Habría que comer 450 gramos de sardinas y más de un kilo de cacahuetes para alcanzar la cantidad mínima recomendada para las personas
sanas. La CoQ10 es mejor tomarla como complemento y se absorbe de
forma óptima si se toma con las comidas. (Nota: Las personas con problemas cardíacos deben consultar a su médico la correcta dosificación
de CoQ10.)

Requisitos para el consumo y recomendaciones
sobre complementos

- Ingestión diaria de referencia: no establecida.
- Nivel de efectos adversos no observados: no establecido; se consideran muy saludables incluso las altas dosis para las personas sin
problemas específicos. Si bien puede resultar beneficiosa su ingestión en casos de diabetes o enfermedad cardíaca, las personas con
estos tipos de dolencia no deberían tomar CoQ10 sin supervisión
médica.
- Recomendación para la eliminación de las arrugas: 30 a 300 mg.

Los niveles de CoQ10 tienden a bajar cuando nos hacemos mayores,
especialmente en las mujeres postmenopáusicas. Puesto que la CoQ10 es
esencial para la salud del corazón, algunos cardiólogos creen que el aumen-

to de incidencia de insuficiencia cardíaca en las mujeres de esta edad se debe en particular al significativo descenso en sus niveles de CoQ10.

Glutamina

Características y ventajas

- Cura la irritación del tracto intestinal.
- Contribuye en el tratamiento de las enfermedades gastrointestinales, como la enfermedad de Crohn, la colitis, el síndrome del intestino corto, y el síndrome de irritación de intestino, que exigen altos niveles de glutamina.
- Reduce la fatiga.
- Aumenta la resistencia durante el ejercicio.
- Ayuda a contrarrestar los efectos del alcoholismo.
- Aumenta los niveles de glucosa en la sangre para combatir la hipoglicemia.
- Ayuda al hígado y los intestinos.
- Refuerza el sistema inmunológico.
- Preserva el tejido de los músculos.
- Aumenta la liberación de la hormona del crecimiento.
- Sirve como combustible para el músculo del corazón.
- Ayuda en la producción de glutatión en las células.

Fuentes alimenticias antiinflamatorias

- Carne de ave.
- Legumbres.
- Pescado.

Requisitos para el consumo y recomendaciones sobre complementos

- Ingestión diaria de referencia: no establecida.
- Nivel de efectos adversos no observados: no establecido.
- Recomendación para la eliminación de las arrugas: 1.500 mg (500 mg tres veces al día). Consultar el *Apéndice B* sobre fuentes de glutamina.

Los niveles de este aminoácido protector descienden bruscamente cuando envejecemos y sufrimos alguna enfermedad, quemadura o trauma. Es especialmente útil para los atletas y la población de edad avanzada. Recomiendo altos niveles a los atletas, los pacientes de edad avanzada y todos los que están sufriendo enfermedades agudas y crónicas. Es muy efectiva en la curación del tracto gastrointestinal.

OPC (Extracto de semilla de uva/Picnogenol)

OPC es el nombre científico de un antioxidante complejo derivado de diversas plantas, en especial de las semillas de uva y la corteza del pino. OPC es el acrónimo de la proantocianidina oligométrica, un tipo de compuesto antioxidante de gran eficacia. Muchos expertos consideran que el OPC del vino tinto explica la paradoja francesa, es decir, que los franceses registren unos índices relativamente bajos en enfermedades cardíacas a pesar de seguir una dieta con un alto contenido en grasas saturadas. Se cree que el OPC ayuda a prevenir la oxidación de las grasas en la sangre y el colesterol, los culpables de muchas enfermedades cardíacas.

El OPC es importante en el cuidado de la piel porque protege el colágeno contra los radicales libres, hace desaparecer la inflamación y ayuda a mantener la salud y la integridad de los vasos sanguíneos. Con el transcurso de los años, los capilares y las venas se debilitan, de lo que resulta un descenso en la circulación de la sangre. (En Francia, la semilla de uva OPC es una medicina cuya prescripción está aprobada para el tratamiento de la debilidad en los vasos sanguíneos.) Al preservar los vasos sanguíneos, se mejora el suministro de oxígeno y el alimento a las células de la piel.

Los consumidores pueden confundirse fácilmente ante la terminología y las afirmaciones que concurren en las dos principales fuentes suplementarias del OPC: el extracto de semillas de uva y el extracto de corteza de pino. Yo recomiendo tomar el OPC en la forma de extracto de semillas de uva, porque el OPC complejo que se encuentra en las semillas de uva parece que supera en mucho el poder antioxidante del OPC complejo que se encuentra en la corteza de pino. Nota: Los extractos de corteza de pino a menudo reciben el nombre de «pignogenol», el término científico originario del OPC. De todos modos, el término «pig-nogenol» ya no se utiliza en el campo científico y se ha convertido en una marca registrada de una patente de extracto de corteza de pino (Pyg-nogenol). Para evitar la confusión, muchos investigadores utilizan el tér-mino genérico OPC cuando hablan de los complejos antioxidantes que contienen las semillas de uva y las cortezas de pino.

El OPC también se encuentra en las frambuesas, las uvas, las cerezas y el vino. El OPC es uno de los principales orígenes de los pigmentos azul-violeta y rojo en las plantas (antocianinos). Busquemos las cápsulas de color rojo granate y nos aseguraremos de que adquirimos un producto concentrado natural.

Características y ventajas

- Bloquea las enzimas clave que degradan el colágeno y otros teji-dos conectivos.
- Neutraliza la xantina oxidasa (el mayor generador de radicales libres), el hidroxil, potente radical libre, y previene la oxidación de las grasas del cuerpo y el colesterol.
- Ahora se considera que es el mejor factor clave de las virtudes del vino tinto en el campo de la salud cardiovascular.

Requisitos para el consumo y recomendaciones sobre complementos

- Ingestión diaria de referencia: no establecida.
- Nivel de efectos adversos no observados: no establecido .
- Recomendación para la eliminación de las arrugas: 30 a 100 mg .

GLA (Ácido gama linolénico)

El GLA es un ácido graso esencial omega-6. Se convierte rápidamente en ácido dihomo-gama-linoleico, el precursor de la prostaglandina. Sufrimos una deficiencia de GLA cuando consumimos grandes cantida-des de azúcar, ácidos transgrasos (margarina, aceites hidrogenados), carne roja y productos lácteos, o cuando los niveles de delta-6 desaturasa en el cuerpo son bajos o inexistentes.

La típica dieta occidental contiene muy poco GLA. El aceite de borraja es la fuente complementaria más importante (entre un 17 y un 25 por ciento de GLA), seguido por el aceite de grosella negra (entre un 15 y un 2 por ciento de GLA) y el aceite de prímula (EPO) (de un 7 a un 10 por ciento de GLA). Los aceites de borraja y los de prímula de noche son las fuentes complementarias más comunes. El GLA debería tomarse con la comida, para incrementar la absorción.

Características y ventajas

- Producción de prostaglandinas.
- Previene el endurecimiento de las arterias.
- Reduce el colesterol.
- Reduce la presión sanguínea.
- Inhibe los coágulos de la sangre.
- Reduce los triglicéridos de la sangre.
- Reduce los niveles de colesterol LDL.
- Previene el bloqueo de las arterias.
- Aumenta la mortalidad de las células del cáncer.
- Frena el crecimiento de los tumores malignos.
- Contrarresta los síntomas degenerativos del envejecimiento.
- Puede ayudar al síndrome premenstrual (no disponemos de constatación al respecto).
- Reduce la enfermedad leve de pecho, el eczema, la soriasis, la obesidad y las alteraciones vasculares.
- Efectiva a distintos niveles en el tratamiento de: artritis, alcoholismo, asma, neuropatía diabética y esclerosis múltiple.

Requisitos para el consumo y recomendaciones sobre complementos

- Ingestión diaria de referencia: no establecida.
- Nivel de efectos adversos no observados: no establecido.
- Recomendación para la eliminación de las arrugas: 250 a 1.000 mg.

Cúrcuma

Esta reluciente especia amarilla se ha utilizado como un puntal culinario en muchas culturas durante siglos. La cúrcuma, de la familia del jengibre, es el ingrediente que proporciona a las salsas curry su característico color amarillo brillante. Los componentes activos de esta especia son unas eficaces sustancias antiinflamatorias y antioxidantes denominadas curcuminoides.

Características y ventajas

- Previene la formación de radicales libres y neutraliza los radicales libres existentes.
- Puede reducir el riesgo de la enfermedad de Alzheimer.
- Efectos antivirales, antiinflamatorios y anticáncer.
- Baja el colesterol malo.
- Trata el sida mediante el bloqueo del gen LTR en el DNA VIH.
- Utilizado en la India en la antigua medicina ayurvédica como tónico estomacal, en los cortes, las heridas, visión deficiente, dolores reumáticos, tos, enfermedad del hígado y para incrementar la producción de leche.
- Protege el hígado.

Requisitos para el consumo y recomendaciones sobre complementos

- Ingestión diaria de referencia: no establecida.
- Nivel de efectos adversos no observados: no establecido .
- Recomendación para la eliminación de las arrugas: 250 a 1.000 mg.

Complementos diarios para la eliminación de las arrugas

Hemos revisado los complementos que combaten la inflamación en nuestro cuerpo, aumentan nuestra energía y retrasan el envejecimiento. Presentamos a continuación un programa de complementos que debemos tomar cada día en el Programa Perricone para la eliminación de las arrugas.

Este programa beneficiará a todo el mundo, pero funcionará mucho mejor si gozamos en general de buena salud. Normalmente preparo planes especiales para mis pacientes que sufren una enfermedad crónica o poseen muy poca energía.

Tomaremos los ingredientes en estas dosis recomendadas.

Consultaremos siempre a nuestro médico antes de tomar nuevos complementos.

Desayuno

- Multivitamina (nos aseguraremos de que contenga como mínimo 2.500 IU de vitamina A en forma carotenoide, pero no más de 1.000 mg).
- Vitamina B complex: escogeremos una fórmula que proporcione como mínimo la dosis estándar por cada vitamina B.
- Vitamina C (ácido ascórbico): 500 mg.
- Éster de vitamina C: 500 mg de ascorbil palmitato (no Éster-C®).
- Vitamina E: de 200 a 400 mg (mezcla de tocoferol-tocotrienol).
- Ácido alfa lipoico: 50 mg.
- Calcio: 1.000 mg.
- Magnesio: 400 mg.
- Cromo: 200 µg (escoger cromo polinicotinado).
- Selenio: 200 µg.
- L-carnitina 500 a 1.000 mg.
- Acetil L-carnitina: 500 mg.
- Coenzima Q10: 15 a 150 mg.
- Extracto de semillas de uva (OPC): 30 a 100 mg.
- Cúrcuma: 250 mg.
- L-glutamina: 250 a 1.000 mg.
- Ácidos grasos omega-3 (pescado, aceite de lino y de cáñamo): 2.000 mg.
- GLA (Ácidos grasos omega-6) (borraja o incluso aceite de prímula) 250 a 1.000 mg.

Almuerzo

- Vitamina C (ácido ascórbico): 500 mg.

- Ácido alfa lipoico: 50 mg.
- Acetil L-carnitina: 500 mg.
- Coenzima Q 10: 15 a 150 mg.
- Ácidos grasos omega-3 (pescado, aceite de lino o cáñano): 2.000 mg.
- GLA (Ácido graso omega-6) (borraja o incluso aceite de prímula): 250 a 1.000 mg.

MEDIDAS EXTREMAS (O ¡AUXILIO GLUTATIÓN!)

Warren ha sido paciente mío durante años. Es profesor universitario, tiene cuarenta años y es seropositivo desde hace diez. Warren ha tenido suerte; nunca ha desarrollado los síntomas del sida y su recuento de células T sigue siendo normal. Hace poco me llamó para comentarme que se encontraba muy fatigado. Tanto es así que ni siquiera podía ir a trabajar, es más, ni siquiera era capaz de levantarse de la cama por la mañana.

Warren había acudido a su especialista de medicina interna. Los análisis que le practicaron tuvieron resultados satisfactorios. Le hicieron también otras revisiones, para comprobar el funcionamiento del corazón y descartar enfermedades infecciosas, como la tuberculosis. Obtuvieron también resultados negativos, pero Warren seguía experimentando una gran fatiga.

Una de las características principales de la infección del VIH es que favorece la inflamación, estado que conduce a una reducción de los antioxidantes del cuerpo y a un incremento de las hormonas de la tensión, como el cortisol. Normalmente, estas personas presentan una grave deficiencia de glutatión, el propio sistema de defensa antioxidante endógeno del cuerpo. Expliqué a Warren que, dado que la revisión física y las pruebas de laboratorio habían resultado normales, intentaríamos aumentar sus niveles de glutatión celulares añadiendo unos nuevos complementos al régimen que seguía. Warren llevaba años con un buen programa multivitamínico. Entonces teníamos que hacer algo más. Añadí tres nuevos complementos al régimen que seguía

Warren y aumenté también los niveles de determinados antioxidantes que ya estaba tomando.

El primer complemento que introdujimos fue la N-acetilcisteína, un aminoácido antioxidante y precursor del glutatión. Le sugerí que tomara 1.000 mg dos veces al día. También le recomendé que empezara a tomar glutamina en polvo, otro aminoácido. La glutamina también es un precursor del glutatión, pero actúa al mismo tiempo como poderoso antiinflamatorio y mejora el estado nutritivo del cuerpo. Le sugerí una dosis de media cucharadita de glutamina pura en polvo tres veces al día. Finalmente le aconsejé que aumentara la dosis de ácido alfalipoico a 250 mg dos veces al día.

Le proporcioné asimismo una crema de glutatión con una base muy penetrante que yo mismo había elaborado hacía poco. Uno de los problemas que se nos plantean a la hora de mantener unos niveles óptimos de glutatión es el de encontrar el sistema más efectivo para suministrarlo al cuerpo. No puede tomarse oralmente el glutatión, ya que es un tripéptido que se digiere. Antes de inventar la crema de glutatión transdérmica, el único método efectivo para proporcionar glutatión al cuerpo era la vía intravenosa, algo que no resulta muy práctico. Administré a Warren la crema que contiene 450 mg por centímetro cúbico de glutatión. Le dije que se aplicara 1 cc en cada antebrazo tres veces al día y que los friccionara entre sí para estimular la absorción del glutatión.

Llamé a Warren al cabo de cuatro o cinco días y me respondió su contestador automático. Me inquietó pensar que tal vez estuviera tan débil que ni siquiera podía responder al teléfono. Para tranquilizarme un poco, llamé a uno de sus compañeros de trabajo en la universidad, quien me informó de que Warren estaba en su despacho. Unos minutos más tarde, la contundente voz de Warren me comentaba que se sentía muy bien y había reanudado su normal programa de trabajo. Resultó gratificante haber conseguido aumentar el nivel de glutatión en las células, pues con ello recuperó con rapidez el nivel de energía.

El tratamiento a base de glutatión transdérmico debería ser algo rutinario para aquellos que padecen cualquier enfermedad caracterizada por un cansancio extremo, puesto que cuando aparece la inflamación descienden los niveles de glutatión. Ya que muchos de mis pacientes viven en tensión —ya sea por cuestiones de trabajo, de problemas personales o como consecuencia de un resfriado o una gripe—, les prescribo los complementos que recomendé a Warren. En muchos casos recomiendo también glutatión por vía tópica a las personas que sufren una gran fatiga o tensión.

Ahora que ya estamos al corriente de los nutrientes y complementos que deberemos utilizar en el programa Perricone para la eliminación de las arrugas, es hora de explicar cómo podemos combatir la inflamación desde fuera aplicando al rostro y al cuerpo los productos para el cuidado de la piel desarrollados científicamente. Hemos visto hasta qué punto la nutrición puede reducir la inflamación; los productos tópicos son aun más emocionantes, fáciles de obtener y aplicar y constituyen un medio espléndido para mimar nuestra piel.

Capítulo 5
ANTIINFLAMATORIOS TÓPICOS PARA FRENAR Y EVITAR LAS SEÑALES DEL ENVEJECIMIENTO

Independientemente de si cuidamos nuestra piel con agua y jabón o con cremas y lociones presentadas en envases más sofisticados, siempre tenemos la posibilidad de mejorar el cutis. Hasta aquí, en *La revolución antiedad* hemos aprendido a nutrir nuestro cuerpo con alimentos y complementos que acaban con la inflamación que nos envejece desde dentro. En este capítulo entraremos en una serie de avances en el campo de los antioxidantes antiinflamatorios que se aplican de forma tópica y los absorben las células para reparar el deterioro y rejuvenecer la piel.

Sin duda el lector habrá oído hablar de los «ingredientes secretos» que prometen la reparación celular en muchísimos productos comercializados hoy en día para el cuidado de la piel. Yo mismo he descubierto, investigado, probado, formulado y patentado una serie de supernutrientes para la piel. Los compuestos como el éster de la vitamina C, el ácido alfa lipoico y el tocotrienol (una enérgica forma de la vitamina E), científicamente probados, están revolucionando el sistema del cuidado de nuestra piel. He estado trabajando además con otras sustancias menos conocidas, entre las cuales, el DMAE y el PPC (polienilfosfatidil colina). Utilizaré unos cuantos historiales clínicos para ilustrar y explicar los milagros que obran estos antioxidantes.

Aquí el lector verá cuál es el programa óptimo para el cuidado de la piel de todo el cuerpo, incluyendo el rostro, las manos y las piernas, que a veces resultan tan maltratados. Ya tengamos la piel normal, seca o grasa, la revolución antienvejecimiento en el cuidado de la piel nos dará buenos resultados. Recomendaremos los preparados tópicos que deberemos utilizar para conseguir una piel hidratada, nítida y uniforme. Dado que suelo abordar el tema del cuidado de la piel según el color de ésta, expondremos las características de la piel de los europeos del norte, los afroamericanos, los mediterráneos, los asiáticos y los latinos, los posibles problemas que pueden plantearse y los productos adecuados para cada tipo específico de piel.

Centrados ya en el tema de los tópicos, apuesto a que la mayoría de lectores tiene en mente la pregunta sobre la efectividad de las cremas y aceites de masaje contra la celulitis. Empezaremos, pues, por la historia de Shelley y veremos que su propio programa de cuidado de la piel le resultó más perjudicial que beneficioso.

UN EXCESO DE ALGO BUENO

Mientras dejaba un mural sobre mi escritorio, me fijé en una atractiva rubia de treinta y tantos años que estaba sentada en la sala de espera. Se la veía bastante inquieta.

—Esta es Shelley —me dijo en voz baja mi ayudante—. Por su aspecto, se diría que ha acertado en venir aquí.

Incluso a distancia se veía la viva erupción que cubría su rostro y cuello. No era de extrañar, pues, que estuviera tan inquieta.

Llevé a Shelley a la sala de reconocimiento. En cuanto nos hubimos estrechado la mano, me preguntó si podía iniciar cuanto antes un programa antienevejecimiento. Me sorprendió comprobar que no comentaba su preocupación por la erupción. Es más, ni siquiera la mencionó. Shelley acababa de cortar una relación que mantenía desde hacía mucho tiempo y estaba a punto de entrar como socia en un importante bufete jurídico. Empezaba una nueva vida y quería tener un aspecto extraordinario. A pesar de que, para progresar en su profesión, tenía que trabajar muchas horas, no deseaba que esto se reflejara en su rostro.

Shelley había ideado su propio régimen para el cuidado de la piel: una amalgama de Retin-A, receta con virtudes para combatir las arrugas; cremas de hidróxido alfa y beta; y un suero de vitamina C a partir del ácido L-ascórbico. Además, Shelley utilizaba una combinación a base de piel de albaricoque y copos de avena como exfoliante para la limpieza del cutis, así como una esponja vegetal en lugar de toalla para la cara. Dos veces a la semana, «mimaba» su cutis con una mascarilla de arcilla. Yo escuchaba su relato cada vez más horrorizado, sin dar crédito a lo que oía. Shelley no omitió ni una sola de las sustancias tópicas y antiinflamatorias que tenía yo en mente entonces. Lo que me sorprendía era que la irritación no fuera aún más intensa. Tras examinarle la cara y el cuello, le di un cursillo rápido sobre las 101 enfermedades de la piel, esperando que comprendiera que el cuidado de la piel y el pulido de los muebles no tenían nada en común.

PARA ELIMINAR LA ROJEZ

Shelley tenía el cutis del tono melocotón con nata que suelen presentar la mayoría de rubias. No obstante, cuando la conocí su piel recordaba mucho más otra fruta: las fresas excesivamente maduras. Shelley necesitaba una importante ayuda para el tratamiento de la erupción. Lo primero que me planteé fue calmar la piel y recuperar su estadio anterior a la inflamación. El primer tratamiento que decidí fue a base de vitamina C tópica. Afortunadamente, tenía a mano en la consulta un gran frasco de crema concentrada de vitamina C. No siempre la he tenido a mano. Empecé con el trabajo de elaborar este tipo de crema en mis años en la facultad.

EL AUXILIO DE LA VITAMINA C

Una soleada mañana de agosto había emprendido una carrera especialmente larga. A media tarde tenía el rostro encendido por las quemaduras del sol. Se me ocurrió que, dado que la vitamina C era un antioxidante efectivo, tal vez podía actuar como antiinflamatorio para solucionar con más rapidez la cuestión de las quemaduras. Aquella noche preparé una solución de vitamina C, mezclando tabletas machacadas de esta vitamina con agua, y la apliqué a la zona dañada por el sol. Al principio me picaba la piel, pero al cabo de poco se calmó el picor y pude dormir. Por la mañana, las quemaduras habían mejorado mucho. Se había reducido la hinchazón y la rojez aunque no desaparecieron del todo. En cambio, los hombros, donde no había aplicado la vitamina C seguían enrojecidos y sensibles. Mi solución de vitamina C demostró sus posibilidades, a pesar de que quedaba bastante trabajo por hacer.

Unos años más tarde volví a utilizar la vitamina C con otro planteamiento. Seguí el razonamiento de que la solubilidad de la molécula de la vitamina C (ácido L-ascórbico) obstaculizaba sus efectos antiinflamatorios. El ácido ascórbico, la forma natural de la vitamina C, es hidrosoluble. Dicho ácido no puede penetrar en la superficie de la piel, que repele las sustancias hidrosolubles. Por otro lado, la acidez de la vitamina C disminuye también los efectos antiinflamatorios. El ácido ascórbico hace honor a su nombre. Es muy ácido y puede irritar la piel. Se plantea asimismo el problema de la potencia. El ácido ascórbico es frágil e inestable, y se descompone con rapidez. En cuanto se incluye en una solución, el ácido ascórbico pierde su poder al cabo de veinticuatro horas. Me puse, pues, a investigar para descubrir una forma de vitamina C que no fuera irritante, hidrosoluble y que pudiera mantener su fuerza en preparados para el cuidado de la piel.

EL ÉSTER DE LA VITAMINA C

Mis investigaciones me llevaron a un compuesto denominado éster de la vitamina C. Se compone de la molécula básica de la vitamina C (ácido L-ascórbico) y de ácido palmítico, un ácido graso procedente del aceite de palma. El éster de la vitamina C no es nada irritante e incluso puede aplicarse a un corte abierto sin que cause molestias. Aquel detalle representaba ya un salto respecto a las quemaduras y la irritación producidas por el ácido ascórbico por vía tópica. Y lo más importante: el éster de la vitamina C es liposoluble, lo que facilita su absorción por parte de la piel y de la membrana plasmática celular.

El poder antioxidante del éster de la vitamina C en la membrana plasmática celular proporciona una protección clave en un momento crítico. Las investigaciones llevadas a cabo por los científicos de Procter & Gamble pusieron de relieve que el éster de la vitamina C se absorbe con más rapidez y consigue en la piel unos niveles entre seis y siete veces superiores a los del ácido ascórbico.

Probé unos preparados de éster de vitamina C para las quemaduras del sol. En esta ocasión conseguí los resultados que había buscado durante años en mi experimento más simple con el ácido ascórbico. Utilizando una lámpara de rayos ultravioleta, conseguí unas pequeñas quemaduras en los antebrazos de las personas que se prestaron a la prueba. Apliqué a la mitad del grupo una crema que contenía éster de vitamina C, y a la otra mitad, la misma crema aunque sin añadirle la vitamina antioxidante. Al día siguiente, las quemaduras tratadas con éster de vitamina C estaban menos rojas. Las que se habían tratado con la otra conservaron la rojez durante días.

Hoy en día, mis pacientes se aplican de noche crema de éster de vitamina C enriquecida para solucionar los daños que infligen a la piel las dosis diarias de radicales libres de la dieta y el entorno. He tratado pacientes que han pasado veinte años de su vida disfrutando de las actividades al aire libres sin protección contra el sol, cuyos rostros presentan surcos y arrugas prematuros, así como manchas. Después de utilizar el éster de la vitamina C durante treinta días, los cambios son patentes. Su piel recupera el brillo, las patas de gallo disminuyen y en algunos casos incluso desaparecen.

EL ÉSTER DE LA VITAMINA C

Función

Antioxidante y antiinflamatorio de probada eficacia que ayuda a evitar el deterioro causado por los radicales libres en todo tipo de medios.

Características

Liposoluble, pH neutro, no ácido, por tanto no irrita ni escuece. La solubilidad permite que esta forma de vitamina C penetre en la superficie de la piel con rapidez y en cantidades superiores a las de la vitamina C hidrosoluble (ácido L-ascórbico).

Virtudes

- Proporciona a la piel una forma de vitamina C fácil de conseguir.
- Puede utilizarse en pieles sensibles.
- Contribuye en la protección contra el deterioro causado por los radicales libres y la inflamación.

Shelley era de las personas más indicadas para comprobar los efectos del éster de la vitamina C. Los resultados demostraron realmente un cambio. Con la crema de éster de vitamina C se le curó la erupción y al cabo de unas semanas desaparecieron de su rostro muchas de las finas arrugas que tenía antes. La piel de Shelley, más bien seca, con una textura como de papel de estraza debido a su ascendencia rubia y a tantos veranos en la playa, adquiría más consistencia y se veía más hidratada. El rostro ya tenía su brillo natural, el distintivo de la eficacia del éster de la vitamina C en la mejora del tono y la textura cutáneos y la reconstitución y reparación del colágeno natural.

Tras unos meses de aplicación nocturna de crema de éster de vitamina C, la piel de Shelley mejoró tanto que ya no tuvo necesidad de llevar maquillaje de día y abandonó, satisfecha, la idea de unos caros tratamientos con láser.

NUNCA ES TARDE

Descubrí unas pruebas espectaculares sobre la capacidad del éster de la vitamina C para dar más consistencia a la piel atrofiada o endeble, como consecuencia de años de deterioro causado por el sol, en el tratamiento de un paciente mayor. Un día apareció en mi consulta un hombre de setenta y cinco años con su padre, quien, a los noventa y cinco, tenía unos graves problemas cutáneos. El padre había trabajado en el exterior toda su vida y en aquellos momentos, jubilado, disfrutaba pasando el rato en el jardín. Tenía la piel tan delgada que con el simple hecho de rozar con el brazo un mueble se fracturaba y sangraba la capa superior. Los dermatólogos se encuentran constantemente con este problema en personas que han sufrido deterioro por exposición al sol. Antes, el tratamiento estándar consistía en aplicar cremas hidratantes tópicas y evitar el sol. Pero en aquellos momentos yo ya disponía del éster de la vitamina C y sabía que podía ofrecerle algo más al paciente.

Teniendo en cuenta que dicho paciente tenía que tratar una amplia superficie corporal, pedí al farmacéutico que suele prepararme los compuestos que me procurara un frasco de medio litro de éster de vitamina C (palmitato ascórbico) al 10 % a partir de una base hidratante. Di instrucciones al paciente y a su hijo para que aquél se aplicara la crema de éster de vitamina C en todo el cuerpo una vez al día, y en las zonas problemáticas (cara, cuello y antebrazos) dos veces al día. Les expliqué también que, dada la fragilidad de su piel, podían tardar un tiempo en comprobar la mejora. Les dije que programaran otra visita para al cabo de unos meses.

EL FILTRO SOLAR COMO HÁBITO

Todos los tonos de piel son vulnerables al perjuicio de los rayos ultravioleta del sol. Aplicar filtro solar al principio del día puede convertirse en un gesto tan rutinario como el de peinarnos. Si tenemos la piel grasa, utilizaremos filtros solares sin aceite que no obstruirán nuestros poros. Muchas cremas hidratantes proporcionan protección contra el sol, tal como precisa su número de factor. Debemos cerciorarnos de no utilizar ningún producto con factor de protección inferior a 15.

Incluimos una breve lista de las empresas que elaboran los mejores filtros solares:

- Avon-Sunseekers
- Beiersdof-Eucerin Daily Sun Defense
- Estée Lauder-In the Sun products
- Fisher Pharmaceuticals-Ultrasol
- Hawaiian Tropic-Suncare
- Procter & Gamble-Olay UV Protective Lotions
- Schering-Ploughs-Coppertone Products
- Sun Pharmaceutical-Banana Boat Products
- Westwood-Squibb-Presun Products

Al cabo de unos diez días de la primera visita, llamó el hijo del paciente. Estaba emocionado. Le había sorprendido muchísimo constatar que la piel de su padre ya no se desgarraba ni rompía y tenía la impresión de que había tomado más cuerpo. Me alegró comprobar que los resultados habían aparecido antes de lo esperado. Tenía ganas de volver a ver a aquel señor mayor.

Cuando volvió al cabo de tres meses, su piel era mucho más flexible. Habían disminuido las características de piel delgada; ya no presentaba heridas ni había sangrado. También se habían reducido mucho otros síntomas del problema (las señales negras y moradas de la piel, por ejemplo). Me satisfizo la demostración de las claras virtudes del éster de la vitamina C para la reparación de la piel que tenía dañado el colágeno y también la elastina.

EL ÁCIDO ALFA LIPOICO

Cuando más estudios e investigaciones llevo a cabo, más constatación obtengo de que mi mejor fuente de descubrimientos son mis pacientes. Mi experiencia con Lauren fue el caso del alumno que aventaja al maestro. Llegó a mi consulta cuando tenía treinta y cinco años. Había sufrido durante años de rosácea, una enfermedad que afecta sobre todo a las mujeres, en la que los vasos sanguíneos del rostro se hinchan y provocan una rojez persistente en la piel. La dolencia había ido en aumento hasta el punto de que los pequeños vasos sanguíneos de la cara se le habían dilatado y empezaban a notarse en toda la piel: unas líneas rojas que recordaba las carreteras de un mapa.

La piel de su rostro presentaba también unas protuberancias de color rosado. Evidentemente, Lauren estaba consternada ante el aspecto de su piel. La rosácea es una enfermedad que a veces resulta difícil tratar. En realidad, los científicos no han establecido aún su causa, pese a que existen distintas teorías. En lo que están todos de acuerdo es en que, independientemente de la causa, se manifiesta una inflamación subcutánea y cutánea considerable.

Lauren admitió que llevaba años lavándose la cara sólo con agua. Seguía la creencia común de que utilizando sólo agua se mantiene el cutis hidratado y se evitan las arrugas. Un terrible error. Si uno no limpia bien la piel, se multiplican las bacterias y otros elementos patógenos. Dichas bacterias pueden desencadenar todo tipo de problemas dermatológicos y de salud en general. Le expliqué que muchos de mis pacientes que me habían contado que se lavaron la cara durante años sólo con agua padecían rosácea.

Existen pruebas que demuestran que la rosácea puede tener su causa en los organismos que viven en las zonas sebáceas, con un alto contenido en grasa, de la piel. Estoy en contra de la utilización de agua, crema limpiadora o algo similar para la higiene de la cara. Tampoco recomiendo un agente limpiador áspero, pues desencadena sequedad e inflamación. Afortunadamente existen productos excelentes para una limpieza a fondo del rostro y para eliminar la acumulación de bacterias o elementos patógenos. En la página 160 se incluye una lista de limpiadores efectivos.

Receté a Lauren antibióticos por vía oral y tópica por la gravedad de la rosácea. Además, le suministré un producto limpiador nutritivo que contiene ácido alfa lipoico, precisándole que lo utilizara para la limpieza del rostro mañana y noche. Como complemento, una loción de ácido alfa lipoico de gran eficacia para que se la aplicara en la cara y el cuello dos veces al día. El ácido alfa lipoico, el antioxidante universal, es hidrosoluble y liposoluble, lo que significa que lo absorben fácilmente las capas lípidas de la piel y que trabaja en la lucha contra los radicales libres en la membrana plasmática celular y en el interior acuoso de la célula.

Al examinar el resto del cutis de Lauren me fijé en que tenía un edema significativo alrededor de los ojos. Observé que, aparte de la rojez en las mejillas y la nariz, la piel de su cara se veía mate y sin vida; le faltaba vitalidad al conjunto. Le pregunté sobre su estilo de vida, dieta y hábitos de ejercicio. Admitió que estaba viviendo una temporada de especial tensión. Era periodista y tenía un cargo de gran responsabilidad en su periódico. Si bien estaba encantada con su trabajo, ejercía una profesión marcada por unos ajustadísimos plazos de entrega y presiones de todo tipo, lo que en aquella última época se había agravado porque no disponían de suficiente personal. Lauren tenía que hacer doble trabajo en la mitad de tiempo. Quedaba claro que le resultaba imposible controlar la tensión.

Su rutina alimenticia empezaba con el desayuno, a base de un café y un bollo, que tomaba en un kiosco de la estación de tren. Normalmente se tomaba a todo correr un batido de fruta como almuerzo, camino del gimnasio donde iba a hacer ejercicio. Como quiera que Lauren se llevaba a casa todas las noches un portafolios lleno de trabajo pendiente, la cena tenía que ser algo fácil y rápido. En general ponía en el microondas una patata grande, que comía luego aliñada con una cucharada de yogur descremado. Se me ponían los pelos de punta al constatar los malos tratos que infligía inconscientemente a su cuerpo. ¿Dónde estaban las proteínas? ¿Cómo podían regenerarse y rehacerse sus células? ¿De dónde podía sacar los ácidos grasos esenciales para nutrir el cerebro, reducir las hormonas de la tensión, frenar el mal humor, estabilizar el estado de ánimo y mantener la piel hidratada? En realidad se la veía deshidratada. Me dijo que en raras ocasiones bebía agua: otra de las razones que explicaban su palidez y su tono grisáceo. El batido de fruta que se tomaba contenía antioxidantes, pero no los suficientes para combatir el impacto del alto contenido glicémico del bollo, del azúcar del batido y de la patata.

Me comentó satisfecha que no era una persona golosa, que nunca comía caramelos ni galletas, ni tomaba refrescos, pero lo cierto es que no tenía ni idea de la rapidez en que el bollo y la patata se convertían en azúcar en el torrente sanguíneo. Si consultamos un índice glicémico comprobaremos el alto lugar que ocupan ambos alimentos en la escala glicémica. Los alimentos con alto índice glicémico está demostrado que aceleran el envejecimiento del cuerpo y tienen terribles consecuencias en la piel. Se produce un estallido de inflamación a raíz del rápido aumento de azúcar en la sangre en todas nuestras células, sobre todo en las cutáneas.

Al mismo tiempo cambia el metabolismo del agua. Esa es la razón que explica por qué Lauren tenía los ojos hinchados y estaba perdiendo los contornos de la cara. Puede que nada muestre tanto nuestra edad como unos párpados cansados, caídos, y las bolsas bajo los ojos. Los alimentos con alto contenido glicémico provocaban a Lauren retención de líquidos en las células cutáneas. Y recordemos que el aumento de azúcar en la sangre durante mucho tiempo lleva a la glicación, un estado que debemos evitar si pretendemos lucir una piel flexible y sin arrugas.

Receté a Lauren un suero de éster de vitamina C y un producto de terapia ocular alfa lipoico que contenía DMAE y le recomendé que los mezclara antes de aplicárselos. El DMAE en el producto ocular alfa lipoico afirma la piel que ha perdido tersura, tonificando los músculos de debajo y eliminando las bolsas de debajo de los ojos. El suero de vitamina C da consistencia a la delicada piel de alrededor de los ojos y reduce las patas de gallo, así como las sombras de la parte inferior de los ojos.

LA PRUEBA DEL ESPEJO

En cuanto Lauren empezó a utilizar productos enriquecidos con ácido alfa lipoico enseguida comprobó los cambios que se producían en su piel. En unos días vio que disminuían sus ojeras y la hinchazón alrededor de los ojos. El citado ácido redujo asimismo la hinchazón en otras partes del rostro. Los efectos antiinflamatorios llevaron a la disminución de la rojez, un aspecto contumaz y persistente de la rosácea. Una semana después, la sana luminosidad volvió a su piel. Y no se trataba de una ilusión por parte de ella. La capacidad del ácido alfa lipoico de producción de óxido nítrico, el que controla el flujo sanguíneo hacia la piel, transformó su cutis, que pasó de mate y pálido a resplandeciente y lleno de vitalidad.

La historia de Lauren tiene un final feliz. Gracias a las extraordinarias propiedades antiinflamatorias del ácido alfa lipoico, fuimos capaces de tratar dos afecciones que parecen situadas en polos opuestos: la piel enrojecida e irritada a raíz de la rosácea y la piel apagada y sin vida fruto de las pocas horas de sueño, de un exceso de tensión mental y física y del elevado nivel de azúcar en la sangre a causa de los hidratos de carbono, la fruta y las hortalizas con alto contenido glicémico.

El ácido alfa lipoico

Características

Es un antioxidante eficaz, hidrosoluble y liposoluble. Se le llama el «antioxidante universal» por su doble solubilidad. Recibe también el nombre de «antioxidante metabólico» porque desempeña un papel clave en la producción de energía de las células.

Función

- Suave y al tiempo contundente: posee un poder antioxidante cien veces mayor al de las vitaminas C o E.
- Promueve una eficiencia óptima en la producción de energía y contribuye en la exfoliación.

Virtudes

- Es capaz de llegar a las partes acuosas y lípidas de la piel y protegerlas con sus poderosas virtudes antioxidantes.
- Protege determinados niveles de otros antioxidantes, como la vitamina C y E, contra su reducción, al tiempo que consigue aumentar sus niveles.
- Su doble solubilidad permite al ácido alfa lipoico llegar con rapidez a la piel.
- Cuando se trata la piel con ácido alfa lipoico esta adquiere un aspecto sano, radiante y joven.

Después de unos meses, Lauren comentó que los anchos poros de su rostro se habían reducido y que el aspecto general del cutis era más liso. No está muy clara la razón que lleva a todo esto. El ácido alfa lipoico es capaz de aumentar los niveles de energía en la célula. Las glándulas sebáceas que padecen deficiencia en energía producen unos niveles anómalos de secreción de grasa en la superficie de la piel. Cuando desaparece la proporción de esta grasa, los poros empiezan a cerrarse. Según mi teoría, el ácido alfa lipoico aumenta la producción de energía en las glándulas sebáceas y normaliza la grasa secretada, con lo cual se reduce la dimensión del poro. A falta del volumen anormal de grasa que obtura y amplía los poros, estas minúsculas aberturas se van normalizando poco a poco hasta que se hacen prácticamente invisibles.

En mis consultas, he constatado que el ácido alfa lipoico reduce la intensidad de las cicatrices faciales en un 70 u 80 %. Las investigaciones han demostrado que el ácido alfa lipoico puede prevenir y evitar la formación de cicatrices. En un estudio reciente de doble ciego controlado con placebo, llevado a cabo por el doctor David Genecov del International Craniofacial Institute y su grupo de Dallas, se aplicó ácido alfa lipoico dos veces al día a las cicatrices procedentes de la cirugía para fisura del paladar en la parte superior de los labios de unos niños. Los padres les aplicaron la crema dos veces al día, sin saber si esta contenía ácido alfa lipoico. Después de un año, el estudio ponía de relieve que los niños a los que se había tratado con crema a base de ácido alfa lipoico presentaban una importante disminución en la formación de cicatrices, en realidad, sus labios tenían un aspecto prácticamente normal. Aquellos a los que se había aplicado la crema con placebo seguían con las cicatrices. En el futuro, el ácido alfa lipoico se considerará el tratamiento estándar para evitar las cicatrices y tratar los tejidos correspondientes.

El ácido alfa lipoico es importante sobre todo por su capacidad de evitar la activación del factor de transcripción NF-kB, que lleva a la producción de unas proteínas tóxicas, inflamatorias, denominadas citoquinas. No existen fuentes alimenticias adecuadas de ácido alfa lipoico, por consiguiente deberemos tomarlo en forma de complemento. Además de tomar diariamente dicho complemento, recomendamos la aplicación de ácido alfa lipoico en la piel todos los días. Yo mismo he elaborado la fórmula para lociones con ácido alfa lipoico para su aplicación en el rostro, el cuerpo y los contornos de los ojos y la he utilizado con éxito en cremas destinadas al tratamiento. Hoy en día podemos encontrar ácido alfa lipoico en una amplia gama de cremas y lociones.

Aconsejo a mis pacientes que utilicen productos a base de ácido alfa lipoico para el rostro y el contorno de los ojos todas las mañanas, bajo la crema hidratante y el maquillaje. Proporcionan protección contra las agresiones que sufre la piel por parte de los radicales libres y evita el desarrollo de los problemas inflamatorios. Si se combina de noche con el éster de la vitamina C, se consigue una clara reducción en surcos y arrugas, la mejora del tono de la piel y la reducción de las ojeras y las bolsas bajo los ojos.

El DMAE

Conocí a Jenna en los estudios de un popular programa de televisión. Trabajaba como encargada de producción, ocupación que implica una vida llena de tensiones y unas jornadas laborales interminables. Tenía tan sólo cuarenta y dos años, pero me confió que se estaba planteando seriamente una operación de cirugía plástica. Si bien no se le veían muchas arrugas, el tono de su piel era opaco, lo que le hacía aparentar unos diez años más. Sus mandíbulas habían quedado algo desdibujadas y las comisuras de los labios se inclinaban hacia abajo. Tenía los párpados y la frente algo caídos, lo que confería a sus ojos un aire de fatiga y decaimiento.

Eché un vistazo al tentempié que habían preparado para los asistentes y enseguida comprendí la historia. Un montón de golosinas, desde galletas danesas hasta donuts, se exhibían en medio de cajitas de copos de cereales de un lado a otro de la mesa que se había dispuesto. Completaban la panorámica un gran cuenco con plátanos, manzanas y naranjas y grandes jarras con zumos de fruta. La única proteína a la vista era la leche, que podía acompañar los cereales o el café. Todos aquellos alimentos no ofrecían nada que pudiera reparar las células, y la mayor parte de alimentos estaba demostrado que aceleraban el envejecimiento.

Jena estaba en los huesos —su cuerpo no tenía ni un gramo de grasa—, otra razón que le hacía aparentar más edad de la que en realidad tenía. Un cierto volumen de grasa es lo que proporciona a nuestra piel el aspecto hidratado y joven. El lector se habrá dado cuenta de que las personas que tienen un par de kilitos de más, ya sean hombres o mujeres, suelen lucir una piel que tiene un aspecto más joven. No recomiendo comer en exceso, pero sí ingerir suficientes grasas en la dieta para no estar tan delgado. La dieta que seguía Jenna era pobre en grasas y proteínas de calidad: diagnóstico que se suele repetir en las mujeres que acuden a mi consulta.

La pérdida de tono en la piel, tan patente en el rostro de Jenna, es algo que le pasa a todo el mundo cuando se hace mayor. La falta de tersura se debe en parte a la disminución de algunos neurotransmisores, como la acetilcolina, que estimulan la contracción muscular. Cuando nos hacemos mayores, nuestros músculos pierden la contracción básica y por ello se alargan, se aflojan y se estiran. Dicha pérdida de tono se traduce en una piel falta de tersura. Una serie de estudios han demostrado que el DMAE del salmón es un precursor de la acetilcolina, elemento capaz de elevar los niveles naturales de este importante compuesto químico neurológico. En cirugía estética, el médico reduce el músculo echándolo hacia atrás y suturándolo, con lo cual el rostro presenta un aspecto prieto y tonificado. Mi objetivo era el de encontrar la forma de eliminar la necesidad de la cirugía, o retrasarla al máximo en el caso de mis pacientes.

Vemos los efectos del suplemento de DMAE en la dieta después de comer todo el salmón que se exige en el lifting facial mediante la alimentación en tres días. Cuando aplicamos el DMAE directamente a la piel, los efectos son casi instantáneos. Esta tiene un aspecto más firme, más suave y presenta menos arrugas. Aplicando tan sólo una gota del tamaño de un guisante de loción de DMAE a uno de los lados del rostro y efectuando un suave masaje hacia el pliegue nasolabial alrededor del ojo, la frente, bajo la barbilla y el cuello, en veinte minutos pueden verse los resultados. La parte del rostro en la que se ha aplicado DMAE aparecerá más perfilada, el ojo más abierto y el pliegue nasolabial se habrá atenuado. Su efecto es realmente espectacular. Se constatará asimismo una reducción inmediata en los surcos y arrugas. El DMAE es también excepcional para proporcionar tersura a la piel caída de la parte posterior de los muslos y de los brazos.

Yo mismo he elaborado un producto que contiene DMAE y ácido alfa lipoico, y he añadido además DMAE a los productos a base de éster de vitamina C. Para cerciorarnos de que aplicamos DMAE a nuestra piel, comprobaremos que la etiqueta del producto que adquirimos precise «con NTP complex».

Los cambios a corto plazo conseguidos con una loción con alto contenido en DMAE durarán entre dieciocho y veinticuatro horas. A la larga, los beneficios del DMAE se acumularán; nuestra piel seguirá mejorando mientras vayamos utilizando el producto.

Al salir de los estudios de televisión, mandé mis productos de DMAE a Jenna con instrucciones de aplicación mañana y noche. Le aconsejé también que iniciara una dieta rica en salmón. Finalmente recordé a Jenna que tenía que beber entre ocho y diez vasos de agua mineral todos los días. Esto le ayudaría a eliminar las toxinas del cuerpo y a hidratar completamente la piel.

EL NTP COMPLEX (DMAE)

Función

- Intensifica el aspecto tonificado de la piel.
- Proporciona unas sanas provisiones de nutrientes que colaboran en la producción de los neurotransmisores.
- Ayuda a mantener el tono y la tersura en el rostro y el cuello.

Características

- Ayuda a conseguir unos niveles de neurotransmisores adecuados, con lo que se asegura el mantenimiento del tono muscular.
- Facilita el acceso a la piel del éster de la vitamina C y el ácido alfa lipoico.

Ciertas personas pueden notar una especie de cosquilleo cuando empieza a actuar el NTP complex, aunque si no existe dicha sensación, el complejo también funciona.

Virtudes

- El rostro, los contornos de los ojos y el cuello ganan firmeza.
- Se reduce temporalmente al mínimo la aparición de surcos y arrugas.
- Quedan patentes unas inmediatas mejoras que como mínimo duran doce horas.
- Las ventajas se multiplican si se repiten las aplicaciones y se apoyan con el uso de productos de tratamiento de día y de noche.

He oído comentar que muchos maquilladores de artistas utilizan actualmente DMAE bajo el maquillaje de conocidos personajes televisivos para crear un aspecto más firme y suave ante la cámara. Aunque el lector no tenga que situarse ante una cámara, yo le recomendaría que utilizara DMAE por la mañana para afirmar y tonificar la piel durante todo el día. Y no hay que olvidar la aplicación de la loción corporal de DMAE para conseguir un aspecto más terso y tonificado. Este compuesto nutritivo posee por sí mismo propiedades antioxidantes. Aplicado sobre la piel, el DMAE se absorbe con rapidez, ayuda a estabilizar la membrana celular al estimular la eliminación de los residuos celulares y contribuye en la absorción de nutrientes esenciales por parte de las células.

Jenna notó un cambio en su piel entre media hora y una hora después de aplicar la loción de DMAE. Había ganado tersura y las propiedades antiinflamatorias del producto habían conseguido nivelar el tono y el color de la piel. Lleva ya meses utilizándola y su aspecto ha cambiado totalmente. Se le ven los ojos más grandes, las cejas más elevadas y los pómulos y sus mandíbulas tienen más definición. Ha estado tomando salmón como mínimo cuatro veces a la semana. El DMAE, los ácidos grasos y las importantes proteínas han trabajado en conjunto para hidratar y tonificar la piel, reponer el colágeno y reparar los daños en las células.

EL POLIENILFOSFATIDIL COLINA (PPC)

Dado que mi profesión tiene relación tanto con la belleza como con la salud, cuento entre mis pacientes con personas famosas de los medios de comunicación, modelos y celebridades. Es gente que tiene que tener un aspecto óptimo constantemente, y esto constituye un elemento de tensión para todos nosotros, incluso en nuestros mejores días. Estas demandas me mueven a investigar en busca del siguiente milagro antienvejecimiento. Y creo que lo he descubierto ya: el polienilfosfatidil colina, PPC para abreviar.

En parte, la motivación para el descubrimiento de este transformador alimento para la piel me lo proporcionó una paciente mía llamada Marika. Modelo de profesión, Marika tenía un pelo de los que pinta Ticiano y el cutis blanco como la leche que suele llevar aparejado este tono de cabello, muy parecido al color de Nicole Kidman. Marika evitaba siempre el sol y prácticamente no podía aplicar a su piel sensible ningún producto que no le causara irritación. Aunque este especificara que era hipoalergénico, su piel reaccionaba. La vida de una modelo de pasarela implica constantes viajes, y entre ellos, desplazamientos frecuentes a Milán, París o Londres, además de las sesiones fotográficas por todo el mundo. Todos los que viajan a menudo en avión saben que las horas pasadas en uno de estos aparato deshidratan la piel. Los fuertes focos y el consistente maquillaje acaban de perjudicarla. A pesar de que Marika sólo tenía veintiocho años, su piel había perdido ya consistencia y elasticidad. Le hacía falta una sustancia específica que penetrara en la membrana plasmática celular y contribuyera a su restablecimiento. Me sentí responsable de la protección de la extraordinaria belleza de Marika y deseé que pudiera prolongar su carrera durante el máximo tiempo posible.

Mis investigaciones me llevaron al descubrimiento del PPC, como sustancia que protege la membrana celular. El PPC, que se encuentra de forma natural en la lecitina, contiene unos nutrientes que proporcionan una amplia gama de ventajas, entre las cuales cabe citar la mejora de la función hepática y una mayor actividad cerebral.

El polienilfosfatidil colina, o fosfatil colina insaturado, tiene una gran importancia para la membrana plasmática celular. El término «polienil» indica que la molécula fosfolípida tiene múltiples áreas con enlaces dobles. La excepcional estructura que rodea a los enlaces dobles proporciona la actividad antioxidante. A una molécula con enlaces dobles se le llama insaturada, y este tipo de molécula específica puede penetrar con rapidez en la piel, y sus características emolientes naturales suavizan la piel seca y al mismo tiempo actúan como eficaz antiinflamatorio.

Tengamos presente que los fosfolípidos son los principales agentes hidratantes de la piel. Cuando nos aplicamos un fosfolípido insaturado, como el PPC, la acción hidratante resulta más eficaz y contundente que la de los fosfolípidos naturales que se encuentran en nuestra piel. El PPC penetra rápidamente en la membrana plasmática celular, donde, gracias a su poder antioxidante, puede sustituir un fosfolípido frágil. Cada vez que un radical libre ataca a una de estas moléculas se pone en marcha un sistema de defensa automático. El PPC estabiliza la membrana celular y distribuye la acción antioxidante dentro de su estructura. Al mismo tiempo, proporciona a nuestra piel importantes beneficios emolientes que curan la sequedad, las grietas y la inflamación y actúan también contra las causas inflamatorias que desencadenan el envejecimiento.

EL POLIENILFOSFATIDIL COLINA (PPC)

Función

- Emoliente natural.
- Eficaz antiinflamatotio.
- Sustituye los fosfolípidos por moléculas autorreparadoras.
- Mejora la aplicación de otros componentes.

Características

- Los enlaces dobles de la molécula poseen capacidad antioxidante.
- Insaturado; penetra con rapidez en la piel y en la membrana plasmática celular.

Virtudes

- Si se toma oralmente, mejora la función hepática.
- Si se toma oralmente, incrementa la función cognoscitiva.
- En su uso tópico, contribuye en la curación de la piel seca, agrietada e inflamada.

Con la aplicación tópica, el PPC se absorbe con rapidez y alivia la piel gracias a sus virtudes antiinflamatorias y antioxidantes; sus resultados son realmente extraordinarios. Al absorberse con tanta rapidez, aumenta la capacidad de penetración de otros compuestos que se utilizan en la piel. Si usamos el PPC insaturado sobre las lociones de éster de vitamina C o de ácido alfa lipoico que contienen DMAE, aumentaremos la capacidad de penetración de dichos compuestos en la piel, consiguiendo así una mayor eficacia.

El PPC es un hidratante natural. Los productos a base de PPC aplicados al rostro consiguen un maravilloso brillo rosado. Mis pacientes suelen comentar que tras la aplicación del PPC su piel tiene el aspecto de cuando eran pequeños. Podemos constatar las propiedades emolientes del PPC sobre la piel que se ha resecado en invierno. Las manos y los pies, en especial, se secan y agrietan con el frío, el viento y la baja humedad de esta estación. El PPC consigue reducir las grietas y las escamas en cuestión de días. He visto en mis consultas una infinidad de casos de dermatitis en manos y pies, caracterizados por la sequedad, el agrietamiento y el sangrado de la piel. Hasta hace poco, el puntal del tratamiento dermatológico había sido la cortisona, elemento que funciona temporalmente y suele quitar densidad a la piel. Me resulta gratificante poder tratar las dermatitis de manos y pies, así como los problemas importantes de sequedad de la piel, con un ingrediente natural como es el PPC y constatar luego unos resultados duraderos. De esta forma, podemos evitar la utilización de esteroides de más potencia en la piel.

Marika empezó a aplicarse PPC por las mañanas y por las noches. Por la mañana lo aplicaba sobre una loción a base de DMAE/ácido alfa lipoico. Por la noche, encima de una crema de éster de vitamina C altamente concentrada. En cuestión de quince días, su piel había mejorado muchísimo. El PPC, además de contribuir en la reparación de la bicapa lipídica, proporcionaba también emoliencia al rostro de Marika, que había ido adquiriendo el resplandor rosado natural, característico de la juventud. Desaparecieron de su cara hasta las últimas señales de sequedad. Quedaba claro que el DMAE había tonificado y perfilado sus mandíbulas y los contornos de las mejillas. Los efectos globales eran realmente sorprendentes.

PONER A PRUEBA EL DMAE

Johnson & Johnson llevó a cabo un examen clínico de ocho semanas sobre los efectos del DMAE para afirmar y estirar la piel. Realizaron las pruebas con cincuenta y tres mujeres de edades comprendidas entre los treinta y siete y los sesenta años, a las que pidieron que utilizaran productos tópicos a diario durante dos meses. Se dio a la mitad del grupo productos con DMAE y a la otra mitad, un placebo sin DMAE. Fue un experimento de doble ciego: ni los sujetos del experimento ni quienes dirigían las pruebas sabían cuáles eran las mujeres que se aplicaban productos enriquecidos con DMAE.

Al final de las ocho semanas, Jhonson & Johnson hizo una valoración de los rostros de las mujeres que habían participado en la prueba para descubrir si se veían señales de mejora en estiramiento y firmeza. Tal como verá el lector en el gráfico siguiente, los resultados fueron incuestionables. Las que se aplicaron productos tópicos con DMAE presentaban una significativa mejora en relación con el grupo que utilizó el placebo. Se estableció como base de la evaluación la profundidad de las arrugas alrededor de los ojos, la suavidad de las mejillas, la tersura de la piel y la firmeza de la zona de debajo de los ojos.

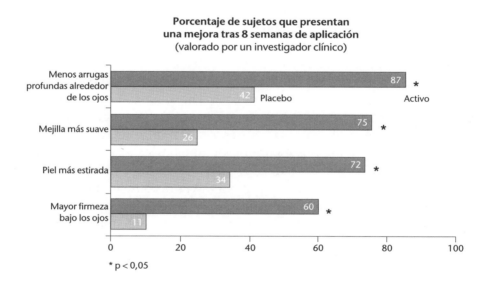

**Porcentaje de sujetos que presentan
una mejora tras 8 semanas de aplicación**
(valorado por un investigador clínico)

* p < 0,05

LOS TOCOTRIENOLES: LA SUPERVITAMINA E

La vitamina E, nutriente, liposoluble , tiene un gran predicamento por su capacidad a la hora de reducir riesgos de enfermedades coronarias y cáncer de mama frenar las señales de envejecimiento. Se trata de un eficaz antioxidante e hidratante que en la actualidad se ha convertido en aplicable a la piel y a los productos para el cabello.

La vitamina E está formada por ocho componentes diferentes que están divididos en dos categorías diferenciadas: tocoferoles, la forma utilizada tradicionalmente en productos de belleza, y tocotrienoles, la nueva «superforma», que ha demostrado ser especialmente eficaz como antioxidante. Cuando los científicos estudiaron por primera vez la vitamina E determinaron que el tocoferol alfa constituía la forma más efectiva de la vitamina E para la protección de los lípidos contra el perjuicio causado por los radicales libres. Esta forma de vitamina E entró enseguida en las fórmulas de centenares de productos de belleza. También se popularizaron muchísimo los derivados del tocoferol alfa, entre los cuales cabe citar el acetato de tocoferol y succinato de tocoferol. Más tarde, a finales de los ochenta, los investigadores empezaron a centrarse en otros compuestos de la vitamina E para comprobar qué efectos podrían tener en el campo de la salud. Descubrieron así que los tocotrienoles reducían el riesgo de enfermedad cardíaca al disminuir la capacidad del cuerpo de elaborar colesterol.

Cuando me enteré de estos descubrimientos, me pregunté si los tocotrienoles, utilizados en la piel, tendrían un mayor potencial antioxidante que los tocoferoles. Ideé entonces una prueba para medir el efecto de los tocotrienoles en la membrana plasmática celular. Descubrí que en las condiciones de laboratorio, los tocotrienoles son entre cuarenta y sesenta veces más efectivos que los tocoferoles tradicionales a la hora de evitar los daños causados por los radicales libres. Estos supercomponentes E son capaces de dispersarse con rapidez a través de la membrana plasmática celular y de desarmar a los radicales libres con mayor celeridad que los tocoferoles. Por otro lado, descubrí que las preparaciones enriquecidas con tocotrienol consiguen más brillo en el pelo, reducen las rojeces y las escamas en la piel muy seca y al tiempo evitan que se resquebrajen las uñas.

Holly me proporcionó la oportunidad ideal para poner a prueba la nueva formulación del tocotrienol. Holly es afroamericana. Su piel, del tono del café, se veía tersa, tonificada y prácticamente sin arrugas. Siempre había disfrutado de una piel sana. No había acudido al dermatólogo hasta los treinta y ocho años, época en que acudió a mi consulta.

Holly es artista y diseñadora de decorados en espectáculos de Broadway y tiene un gran éxito en su profesión. Trabaja en una gran variedad

EL TOCOTRIENOL

Función

- Efectivo antioxidante y emoliente.

Características

- Entre cuarenta y sesenta veces más eficaz que la vitamina E tradicional (tocoferol alfa) a la hora de evitar los daños causados por los radicales libres.
- Acción rápida.

Virtudes

- Mejora el brillo del pelo.
- Reduce las rojeces y escamas de la piel.
- Evita que se resquebrajen las uñas.

de medios y en los últimos tiempos había tenido problemas con las manos y las uñas, probablemente a causa de alguno de los disolventes u otros productos químicos que utiliza con frecuencia. Tenía las uñas desescamadas y quebradizas y el reverso de las manos, seco y agrietado, lo que les daba un aspecto desagradable, aparte de que le molestaba. Había tenido aquel problema antes, pero nunca tan grave. Holly estaba trabajando muchísimo en una importante producción y no se podía permitir el lujo de quedarse en casa hasta que las manos se le curaran. Necesitaba ayuda de inmediato.

Le prescribí una crema a base de PPC con tocotrienol y le dije que efectuara con ella tres veces al día masajes en la parte posterior de las manos y las uñas. También le añadí una loción que contenía ácido alfa lipoico para que se la aplicara en el rostro. Holly sufría de vez en cuando unos sarpullidos que dejaban en su rostro unas pequeñas cicatrices que tardaban muchísimo en desaparecer. No se trataba de cicatrices propiamente dichas, sino de lo que se ha dado en llamar hiperpigmentación postinflamatoria. El ácido alfa lipoico, con sus eficaces propiedades antiinflamatorias, consigue reducir la aparición de estos puntos hiperpigmentados en un cortísimo plazo de tiempo, a veces incluso en unos días.

No olvidemos las manos

Nuestras manos dicen mucho sobre nosotros y nuestro estilo de vida. Probablemente sufren peores tratos que el resto de nuestro cuerpo en términos de exposición al sol, productos químicos que usamos para la limpieza y todo tipo de bacterias. Es esencial la aplicación de una buena crema rica en emolientes para evitar que nuestras manos muestren la edad que tenemos. Incluimos aquí una lista de cremas con la tecnología que recomiendo a mis pacientes:

- Loción tónica corporal SPF 15 de ácido alfa lipoico con NTP complex.
- Crema reparadora de la bicapa lipídica para manos y cuerpo de Fosfatidil E con Tocotrienol.

Al cabo de tres semanas, fui al estreno del musical de Broadway en el que había estado trabajando Holly. Me invitó a una fiesta que organizaba todo el equipo con los actores después del espectáculo. Cuando me tendió ambas manos para saludarme, me encantó comprobar que en menos de un mes se le había curado tanto la piel de éstas como las uñas. Me contó que el ácido alfa lipoico le había estabilizado tanto el tono y el color de la piel que todos sus conocidos le imploraban que les revelara el secreto.

El aceite de oliva como producto de belleza

Hemos comentado las extraordinarias ventajas que se obtienen al incluir el aceite de oliva en la dieta. En su variedad virgen extra, ha demostrado sus propiedades curativas cuando se ingiere. Desde la época romana se ha utilizado el aceite de oliva como emoliente. En los baños romanos, dicho aceite constituía un punto importante de los rituales de salud y belleza. Los romanos se aplicaban aceite de oliva a la piel y se lo quitaban con una espátula de hueso curvada, denominada *strigil*. Como quiera que el aceite permanecía en su piel, se tiene constancia de que los romanos tenían una piel bellísima, gracias a las virtudes antioxidantes y antiinflamatorias de éste.

Los polifenoles que integran el aceite de oliva constituyen unos antioxidantes multifacéticos de gran eficacia. Los polifenoles son excepcionalmente estables y protectores. El hidroxitirosol es el miembro más destacado del grupo de polifenoles del aceite de oliva. Este superantioxidante y antiinflamatorio tan poco corriente, eficaz incluso en pequeñas concentraciones, ha demostrado su efectividad en la mejora de la salud en general y también del aspecto. Si se aplica el aceite de oliva por vía tópica, se consigue una piel más suave y radiante.

El aceite de oliva tiene un alto contenido en ácido oleico, un superemoliente. Los ácidos grasos esenciales que contiene el aceite de oliva nutren la piel y fomentan la acción antiinflamatoria. Yo mismo he creado una línea de fórmulas de polifenol del aceite de oliva adecuadas para las pieles sensibles. Son productos suaves que evitan el envejecimiento. Al ser capaces de combatir el deterioro causado por los radicales libres sin producir irritación, constituyen la terapia ideal para la piel sensible.

He creado toda una línea de productos para el cuidado de la piel a base de aceite de oliva. El lector puede encontrar otros muchos en las farmacias.

PONER EN PRÁCTICA LA TEORÍA: EL CUIDADO DE LA PIEL

El programa Perricone para la eliminación de las arrugas tiene como objetivo evitar que la piel sufra los efectos de los ingredientes y técnicas inflamatorios y proporcionar protección antioxidante y antiinflamatoria. Este cuidado de la piel simple nos ocupará tan sólo unos minutos al día. Vamos a sugerir productos que contengan los ingredientes necesarios para combatir la inflamación. Podemos encontrar productos aceptables en la farmacia o el supermercado o bien derrochar en el departamento de cosmética de los grandes almacenes que decidamos. La clave radica en estudiar con atención sus ingredientes y cerciorarse de que el producto contiene los compuestos que hemos recomendado para el cuidado de la piel.

Limpieza

No nos dejemos engañar por el mito de que lo mejor para lavar la piel es el agua. Tampoco recomiendo limpiarla únicamente con productos como las cremas limpiadoras, pues a veces dejan residuos grasos que obturan los poros y provocan sarpullidos. Si utilizamos maquillaje para los ojos, podemos eliminarlo por la noche con crema limpiadora o un desmaquillante suave para evitar el ennegrecimiento. Utilizaremos un trozo de algodón o un pañuelo de papel suave para quitar el maquillaje y seguidamente nos limpiaremos la cara de la manera que recomendamos.

Algunos jabones son demasiado ásperos para utilizarlos en la delicada piel de la cara. Yo mismo no aconsejo utilizar jabón antibacteriano para el cutis. Lo mejor son los limpiadores líquidos que se aplican con la mano y se enjuagan con agua tibia. Quien prefiera la pastilla de jabón, debe escoger el más suave para no resecar o irritar la piel. Siguiendo este estilo de limpieza suave pero global, eliminaremos la grasa rancia, la suciedad y las células muertas sin perjudicar ni resecar la piel.

Guía para la compra: limpiadores líquidos y jabones

Limpiadores líquidos

- Oil of Olay Beauty Cleanser (Procter & Gamble).
- Formula 405 Deep Action Cleanser (Bradley Pharmaceuticals).
- Instant Action Rinse-Off Cleanser (Esteé Lauder).
- Clean and Clear Facial Cleansing Gel (Johnson & Johnson).
- Cetaphil Lotion (Galderma).
- Neutrogena Non-Drying Cleansing Lotion.
- Alpha Pipoic Acid Nutritive Cleanser (N. V. Perricone Cosmeceuticals).
- Citrus Cleanser (N. V. Perricone Cosmeceuticals).

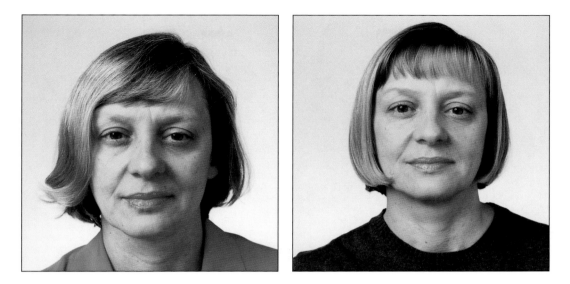

LIFTING FACIAL MEDIANTE LA ALIMENTACIÓN EN TRES DÍAS

Peinado aparte, observemos el cambio en el rostro de esta mujer en tan sólo tres días. Las líneas entre los ojos no son tan marcadas y se ha reducido la hinchazón. El tono global de la piel ha mejorado y se ve más radiante. La mandíbula, más firme.

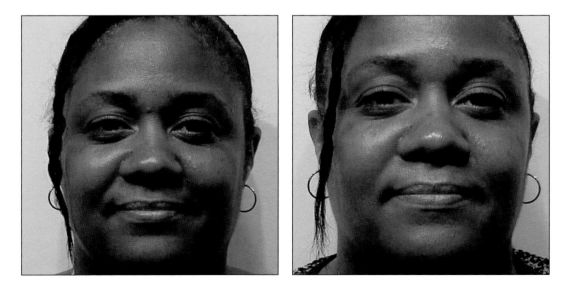

LIFTING FACIAL MEDIANTE LA ALIMENTACIÓN EN TRES DÍAS

Fijémonos en lo que puede conseguirse sólo en tres días. El tono de piel de esta mujer es mucho más uniforme y los poros se han cerrado. Ha bajado también la hinchazón de encima de los ojos. Las imperfecciones —en especial la del puente de la nariz— han desaparecido. Los pliegues nasolabiales ya no son tan profundos.

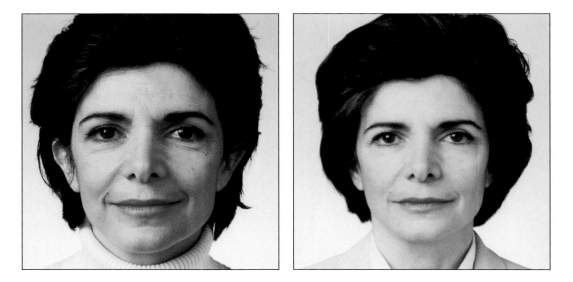

LIFTING FACIAL MEDIANTE LA ALIMENTACIÓN EN TRES DÍAS

La piel de esta mujer es mucho más suave. Se han reducido las arrugas de la frente, las que se marcaban entre las cejas y las bolsas de debajo de los ojos. El tono de su piel es más uniforme. Han mejorado los pliegues nasolabiales, sobre todo en la parte izquierda del rostro.

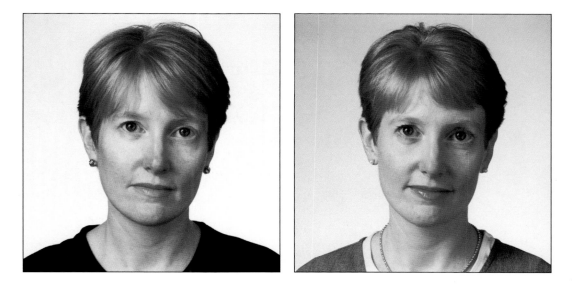

PROGRAMA DE 28 DÍAS PARA LA ELIMINACIÓN DE LAS ARRUGAS

La mejora de las mandíbulas y el cuello de esta mujer después de 28 días es sorprendente. Se ha reducido la hinchazón alrededor de los ojos y las patas de gallo no son tan profundas. Tiene una piel radiante y no enrojecida como en la foto anterior.

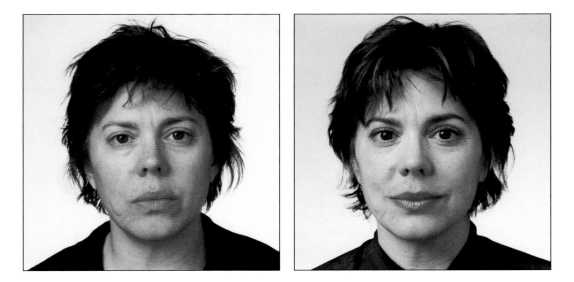

PROGRAMA DE 28 DÍAS PARA LA ELIMINACIÓN DE LAS ARRUGAS

El tono de la piel de esta mujer ha quedado compensado. Los párpados caídos que vemos en la fotografía de izquierda se han reducido y la frente se ha estirado. El cuello y las mandíbulas han recuperado definición. La piel tiene un aspecto más joven.

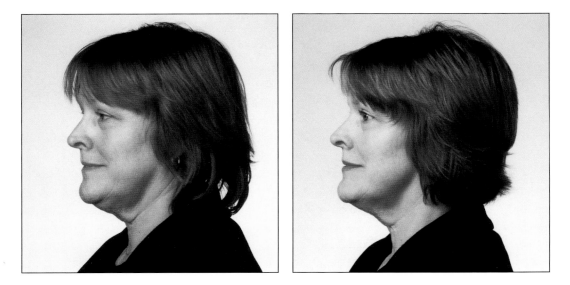

PROGRAMA DE 28 DÍAS PARA LA ELIMINACIÓN DE LAS ARRUGAS

La piel de esta mujer ahora irradia salud. Han mejorado de forma significativa los contornos del rostro. El cuello se ve también más firme. La pérdida de peso ha conseguido asimismo la mejora del contorno facial.

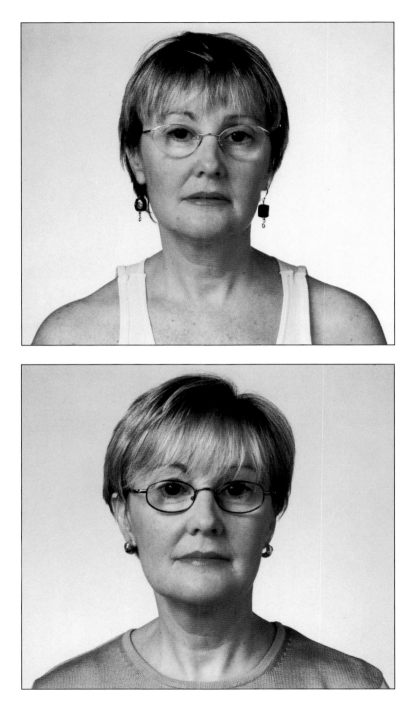

PROGRAMA DE 28 DÍAS PARA LA ELIMINACIÓN DE LAS ARRUGAS

Fijémonos en la disminución del enrojecimiento de la piel de esta mujer. Tiene las mandíbulas mejor definidas y los pliegues nasolabiales no son tan profundos.

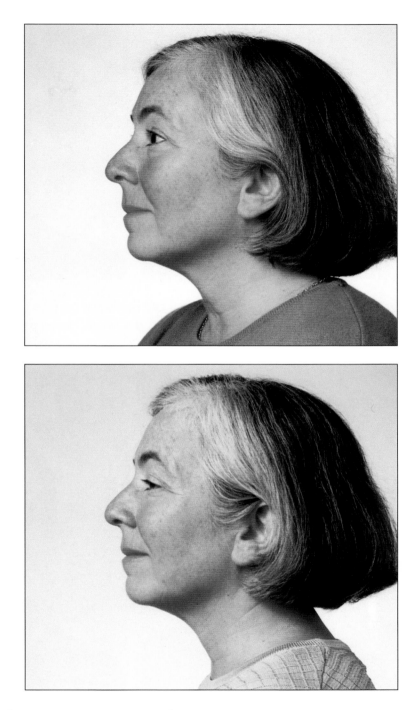

PROGRAMA DE 28 DÍAS PARA LA ELIMINACIÓN DE LAS ARRUGAS

Aquí la gran mejora se ha producido en el tono de la piel. Ha desaparecido la rojez y la piel parece brillar. La mandíbula tiene también más definición.

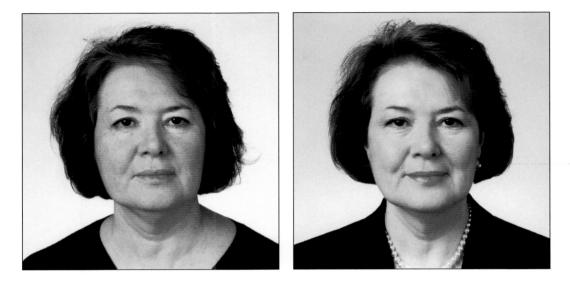

PROGRAMA DE 28 DÍAS PARA LA ELIMINACIÓN DE LAS ARRUGAS

Una espectacular mejora en el contorno del rostro. Se ha producido un estiramiento global. La piel de esta mujer, clara, sensible, ha pasado del aspecto enrojecido y quemado, al tono rosado, resplandeciente.

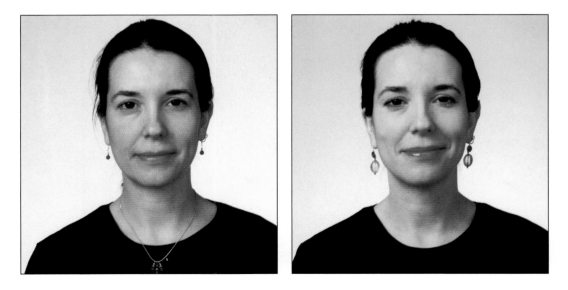

PROGRAMA DE 28 DÍAS PARA LA ELIMINACIÓN DE LAS ARRUGAS

Del aspecto cansado al radiante; el tono de piel de esta mujer ha quedado compensado y parece reflejar un resplandor interno. Han desaparecido las manchas.

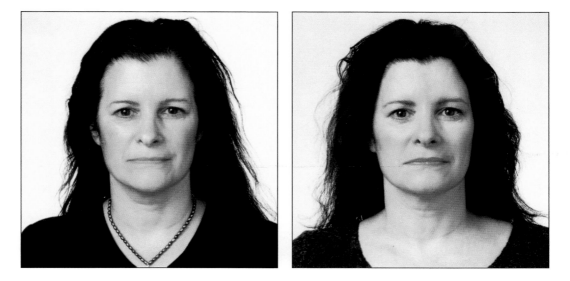

PROGRAMA DE 28 DÍAS PARA LA ELIMINACIÓN DE LAS ARRUGAS

A esta mujer se le han elevado las cejas y parece tener unos ojos más grandes. Han desaparecido las bolsas de debajo de los ojos. Su piel tiene un tono más intenso y se nota una mejora en el cuello.

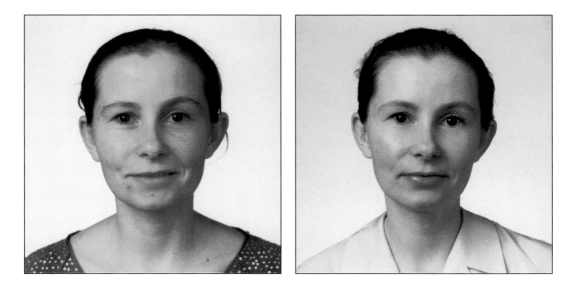

PROGRAMA DE 28 DÍAS PARA LA ELIMINACIÓN DE LAS ARRUGAS

Las manchas faciales de esta mujer han desaparecido. El rostro es mucho más resplandeciente. Las mandíbulas han ganado firmeza.

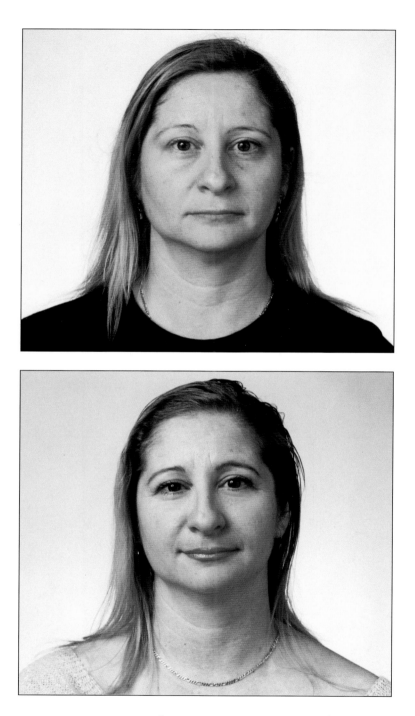

PROGRAMA DE 28 DÍAS PARA LA ELIMINACIÓN DE LAS ARRUGAS
Nótese el estiramiento en todo el rostro de esta mujer. Su piel ha mejorado, sus ojos parecen más grandes. La piel ya no es opaca: tiene luminosidad.

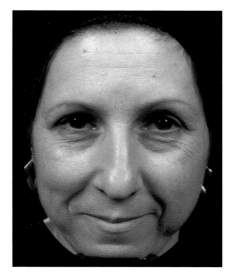

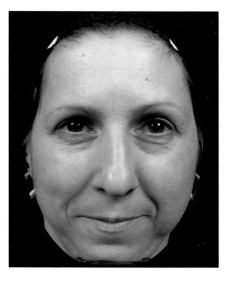

CUATRO SEMANAS. Ensayo clínico de DMAE realizado por Johnson & Johnson
Las líneas que se marcaban en la frente de esta mujer han mejorado, al igual que las patas de gallo. Fijémonos en los poros de la nariz; se han reducido considerablemente. Su rostro se ve más fino, sus mejillas, más elevadas.

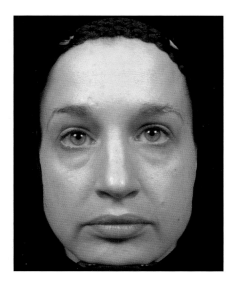

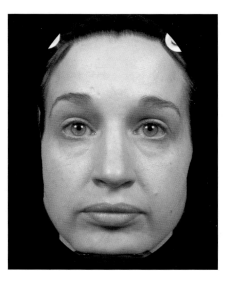

CUATRO SEMANAS. Ensayo clínico de DMAE realizado por Johnson & Johnson
Las cejas de esta mujer están más arriba. Ha perdido la palidez. Ha disminuido la hinchazón de debajo de los ojos.

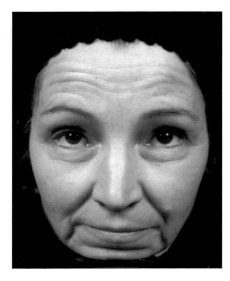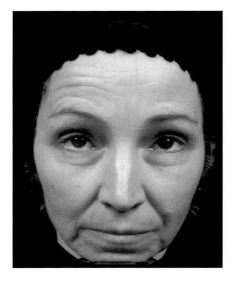

CUATRO SEMANAS. Ensayo clínico de DMAE realizado por Johnson & Johnson

Una extraordinaria mejora en cuatro semanas. Las arrugas de la frente y entre las cejas se han atenuado considerablemente. Los pliegues nasolabiales no son tan profundos. El tono de la piel es más rosado.

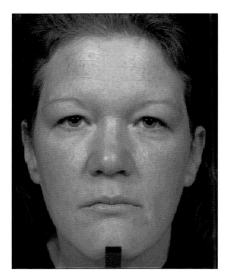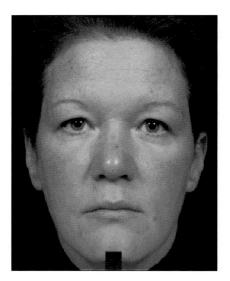

DIECISÉIS SEMANAS. Ensayo clínico de DMAE realizado por Johnson & Johnson

Notemos la diferencia en las arrugas de la frente, con menos líneas y más superficiales. Vemos también un estiramiento en la frente, las cejas más elevadas y la hinchazón de la parte superior de los ojos reducida, con lo cual se le ven los ojos más grandes. La parte de debajo de los ojos es más suave, la piel más consistente. Ha disminuido la arruga del puente de la nariz. Los pliegues nasolabiales no llegan tan abajo. La piel del rostro se ve más tersa. La piel de encima de los labios es más lisa. Ha desaparecido la arruga del labio inferior. La piel tiene un aspecto más firme y radiante.

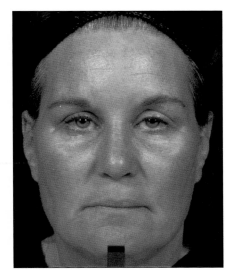
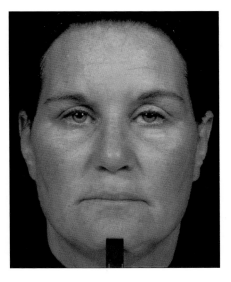

DIECISÉIS SEMANAS. Ensayo clínico de DMAE realizado por Johnson & Johnson
La rubicundez facial ha desaparecido, una obvia señal de reducción en la inflamación. Sus poros se han cerrado, resultando una apariencia más uniforme. La piel de debajo de los ojos ha tomado más cuerpo y las bolsas han disminuido. Ha descendido la hinchazón de los párpados y así se ven las cejas más altas. Han mejorado los contornos de las mejillas y la mandíbula se ve más perfilada. Los pliegues nasolabiales no son tan profundos. El labio superior es más suave. El tono global de la piel es más uniforme.

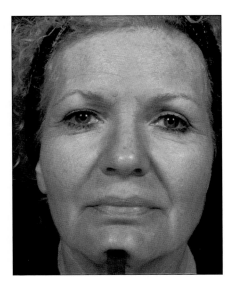
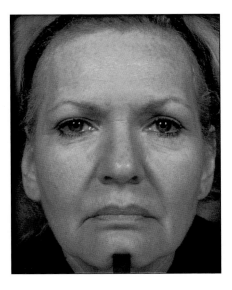

DIECISÉIS SEMANAS. Ensayo clínico de DMAE realizado por Johnson & Johnson
Notemos la gran diferencia en los ojos. Las patas de gallo y las arrugas de debajo de los ojos se han reducido. Las cejas quedan más arriba. La hinchazón ha disminuido, haciendo que los ojos se vean más grandes. Han desaparecido las arrugas de la frente. La mandíbula se va más perfilada, así como la nariz. Los poros han disminuido.

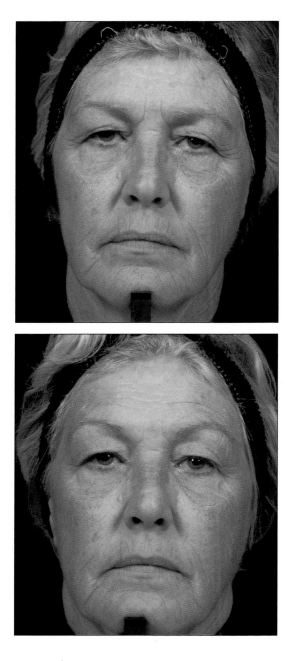

DIECISÉIS SEMANAS. Ensayo clínico de DMAE realizado por Johnson & Johnson
Notemos la significativa reducción en las patas de gallo, de las arrugas entre los ojos y alrededor de toda esta zona, de los pliegues nasolabiales, las arrugas del labio superior, las comisuras de los labios, y el cuello. El rostro se ve mucho más liso. El tono de la piel ha experimentado una gran mejora. La cara tiene más tersura. Si miramos la parte del extremo derecho de la foto del después, podemos ver que la cara se ha redondeado incluso un poco más. Los poros de han reducido. La rojez ha desaparecido e incluso ha recuperado el color.

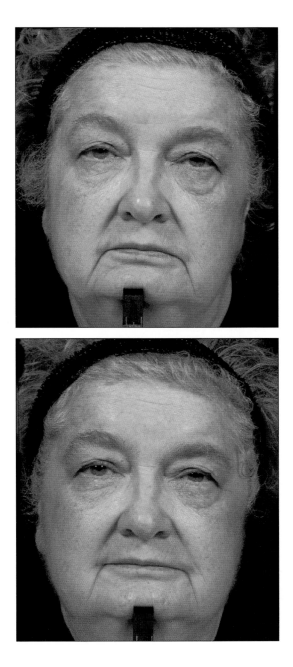

DIECISÉIS SEMANAS. Ensayo clínico de DMAE realizado por Johnson & Johnson

La rugosidad de la piel ha cambiado extraordinariamente. Se ha vuelto más luminosa: ha perdido su falta de brillo y palidez. Se ha producido un efecto lifting en todo el rostro. Se ha reducido la hinchazón alrededor de los ojos y ha disminuido la apariencia de párpados caídos.

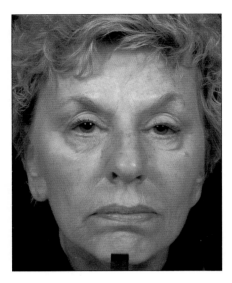 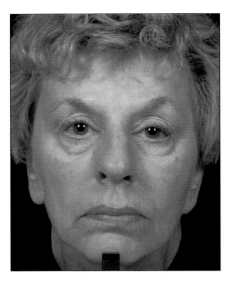

CINCUENTA Y DOS SEMANAS. Ensayo clínico de DMAE realizado por Johnson & Johnson

El lifting general de la cara de esta mujer es patente. Los párpados se ven menos caídos. Las finas arrugas bajo los ojos han desaparecido. Se han desvanecido los pliegues nasolabiales. Los poros se han cerrado y en conjunto el aspecto de su piel es más uniforme.

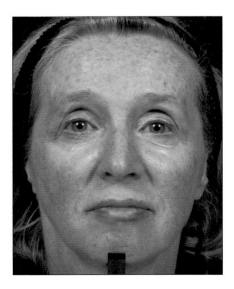 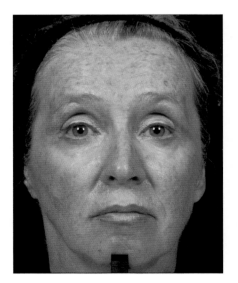

CINCUENTA Y DOS SEMANAS. Ensayo clínico de DMAE realizado por Johnson & Johnson

Han mejorado sensiblemente los contornos del rostro de esta mujer y se ha producido un lifting general. La rojez ha bajado. Han disminuido las arrugas de debajo de los ojos. Han desaparecido las patas de gallo. En la definición de la mandíbula queda patente la pérdida de peso.

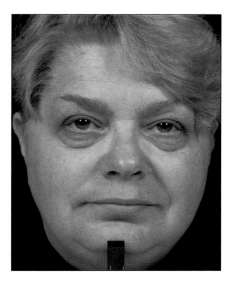
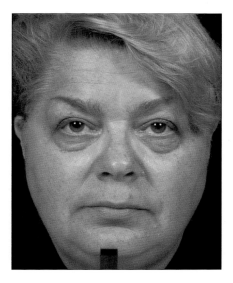

CINCUENTA Y DOS SEMANAS. Ensayo clínico de DMAE realizado por Johnson & Johnson

Nos sorprende la mejora global del rostro de esta mujer. Los poros se han reducido. Los rasgos faciales se han dulcificado. El tono de la piel es más uniforme. Han disminuido las arrugas de la frente. El cuello y la barbilla reflejan la pérdida de peso global.

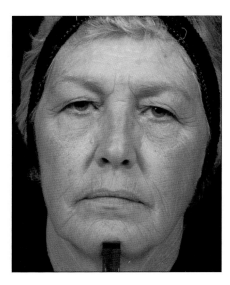
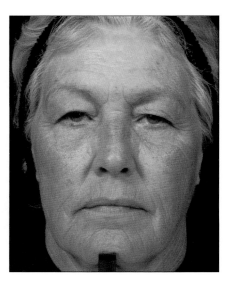

CINCUENTA Y DOS SEMANAS. Ensayo clínico de DMAE realizado por Johnson & Johnson

El rostro de esta mujer indica claramente una importante pérdida de peso. La hinchazón de alrededor de los ojos ha bajado y se han reducido las bolsas, a consecuencia de una disminución en la inflamación. Las finas arrugas de alrededor de los ojos han desaparecido. Los pliegues nasolabiales se han acortado. Ha mejorado el tono de la piel al eliminarse la rojez. La mejora del tono le ha levantado la frente.

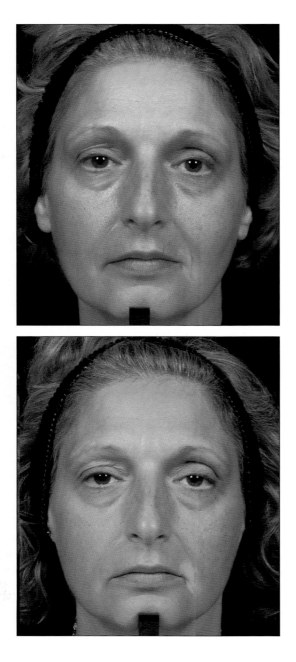

CINCUENTA Y DOS SEMANAS. Ensayo clínico de DMAE realizado por Johnson & Johnson

El cambio más sorprendente en la cara de esta mujer es el redondeamiento. Se han desvanecido las finas arrugas. El tono de la piel es más uniforme y equilibrado y los poros se han cerrado y definido. Han disminuido las arrugas alrededor de los ojos.

Pastillas de jabón

- Cetaphil (Galderma).
- Dove Beauty (Unilever).
- Oil of Olay (Procter & Gamble).
- Basis Sensitive Skin.
- Neutrogena.

Para evitar la irritación, no hay que utilizar pastas exfoliantes, discos abrasivos, toallas, tónicos y astringentes. Todo ello puede alterar la piel y producir inflamación, que envejece. No hay que exagerar al limpiar. Con una limpieza dos veces al día —por la mañana y antes de acostarse— se mantendrá la piel fresca y cómoda.

La hidratación: la forma de conseguir una piel extraordinariamente suave

De la misma forma que hay que seguir una dieta que contenga aceites sanos y entre ocho y diez vasos de agua al día, también tenemos que añadir hidratación a la piel desde el exterior, donde está expuesta a los elementos y a la contaminación. Incluimos aquí algunas recomendaciones:

Para piel grasa

- Alpha-Hidroxy Oil Free Lotion.
- Prescriptives All You Need For Oily Skin (Estée Lauder).

Para piel normal y seca

- Neutrogena Healthy Skin Face Lotion.
- Oil of Olay Daily Protectant Beauty Fluid (Procter & Gamble).
- Pen Kera Lotion (B. F. Ascher).
- Eucerin Face (Beiersdorf).
- Face Finishing Moisturizer with DMAE (N. V. Perricone Cosmeceuticals).

Cuidado de la piel para la eliminación de las arrugas

Por la mañana

1. Lavarse con un limpiador suave.
2. Aplicar una crema que contenga DMAE junto con ácido alfa lipoico o éster de la vitamina C. Empezaremos aplicando el producto en la frente, seguiremos por el rostro y el cuello y acabaremos en la parte posterior de las orejas.
3. Aplicaremos productos para el cuidado de los ojos en la piel que los rodea.
4. Pasaremos luego una fina capa de hidratante o, si es posible, crema com PPC.
5. Nos aplicaremos filtro solar si la crema hidratante no lo incluye.
6. Esperaremos un momento para que la piel lo absorba todo antes de aplicar el maquillaje.
7. Frotaremos suavemente las manos con crema.

Antes de acostarnos

1. Nos quitaremos el maquillaje de los ojos.
2. Aplicaremos a la cara un limpiador y la secaremos sin restregar.
3. Aplicaremos productos para el cuidado de los ojos.
4. Extenderemos por el cutis crema nocturna enriquecida con vitamina C.
5. Acabaremos con una crema hidratante suave.
6. Aplicaremos crema a las manos.

Después de la ducha por la mañana o del baño por la noche, debemos aplicar una buena loción corporal a todo el cuerpo. Hay que centrarse en las piernas, los pies y los codos para asegurar una piel suave en estos puntos. Usaremos DMAE para afirmar la flaccidez de la parte posterior de los muslos o de los brazos.

TIPOS DE PIEL

Cada persona es distinta. En lugar de dividir el cuidado de la piel en categorías basadas en los tipos tradicionales, es decir, seca, normal y grasa, yo tengo por costumbre evaluar a mis pacientes según el color de su piel y pelo. Ello me permite desarrollar programas de cuidado de la piel basados en las probabilidades de irritación e inflamación que presenta cada uno.

Piel del norte de Europa

Los cutis más pálidos, en especial los de las personas que proceden de Irlanda y de los países nórdicos, son más susceptibles de sufrir deterioro a causa del sol. La falta de melanina en la piel desemboca en envejecimiento prematuro a causa de la radiación solar. En efecto, los cutis de tonos claros expuestos a la luz del sol experimentan un mayor desarrollo de los radicales libres que los de tonos oscuros.

La melanina de la piel actúa como un paraguas que absorbe la radiación ultravioleta. Al cabo de cinco minutos de recibir la luz del sol directa, se activan los radicales libres de entrada en la membrana plasmática celular, la cual libera ácido araquidónico, y se desencadenan los trastornos. Si el tono de piel es más claro, dichos trastornos, así como sus consecuencias, se aceleran y desembocan en las arrugas prematuras y, en alguna ocasión, en cáncer de piel.

Es probable que las glándulas sebáceas de las personas de piel clara sean menos activas, lo cual tiene el efecto positivo de limitar las erupciones de acné y las manchas. Por desgracia, la falta de hidratación lleva a la sequedad inflamatoria crónica y a una mayor producción de radicales libres. Si bien la piel más pálida tiene más tendencia a la tensión oxidante a causa de la deshidratación y el sol, es menos propensa a las cicatrices o a las manchas o la decoloración. Es un tipo de piel que se cura perfectamente después de procedimientos cosméticos como el lifting, la dermoabrasión o la exfoliación.

Quien tenga la piel pálida debe utilizar productos limpiadores para piel seca o sensible. El producto hidratante debe tener un alto contenido en emolientes. Es un tipo de piel que precisa una extraordinaria protección contra los daños del sol. Hay que aplicar un filtro solar 15 sobre la crema hidratante y bajo el maquillaje todos los días. No hay que olvidar proteger también con el filtro el cuello, el pecho y las manos.

Piel afroamericana

Tuve la suerte de trabajar como residente en el Ford Medical Center en Detroit, donde del 80 al 90 por ciento de mis pacientes eran afroamericanos. Mis tres años de residencia me proporcionaron una oportunidad única para aprender sobre la amplia variedad de tipos de piel entre esta población, y mi experiencia me permitió poner en cuestión dos mitos ampliamente arraigados.

Muchos médicos creen que, dado que la piel de los afroamericanos es más gruesa que la piel caucasiana, puede aguantar tratamientos altamente concentrados. Yo descubrí, por el contrario, que, si bien la capa superior de esta piel puede ser más compacta, se trata de un tipo de piel que no responde muy bien a una terapia agresiva. En realidad, constaté una importante respuesta inflamatoria, que desemboca en manchas más oscuras cuando se aplica un tratamiento especialmente agresivo. Para evitar este problema, suelo recomendar limpiadores y productos dermatológicos suaves y no irritantes.

El segundo mito al que tuve que enfrentarme es el de que la piel afroamericana es más resistente a la sequedad, por ser de natural más rica en secreciones sebáceas. He visto que muchos de mis pacientes desarrollaban una importante sequedad al utilizar jabones y tónicos fuertes. Para el mantenimiento de la piel suave y al tiempo clara, acostumbro a prescribir productos limpiadores líquidos y suaves. Incluso aunque la piel tenga un aspecto graso, las pastas exfoliantes y los astringentes a base de alcohol provocan un oscurecimiento hiperinflamatorio de la piel.

Las personas de piel afroamericana deben escoger productos hidratantes pensados específicamente para ellas. Yo en general empiezo con las formulaciones más suaves, sin grasa. Si la sequedad persiste, paso a un producto simple aunque con más riqueza. Puede que el Retin-A resulte excesivamente irritante, pero las pieles oscuras pueden responder muy bien a los ácidos alfa hidroxy suaves.

Mis investigaciones con pacientes afroamericanos me han demostrado que, ya que tienen la piel tan sensible, desarrollan una exagerada respuesta inflamatoria ante las agresiones. Ello desencadena la descomposición del colágeno y la elastina y posteriormente aparecen las cicatrices. En la piel afroamericana es importantísimo reducir al mínimo la inflamación antes de que cause cicatrices.

Cuando se cuida de forma adecuada, la piel afroamericana consigue una suavidad y un brillo de juventud que puede durar hasta pasados los setenta años. Esta piel rica en melanina ofrece una maravillosa protrección ante la producción de los radicales libres que aceleran el envejecimiento. Con el tiempo, los efectos antiinflamatorios del DMAE, del ácido alfa lipoico y del éster de la vitamina C reducen las manchas y las cicatrices y al mismo tiempo normalizan la producción de las glándulas sebáceas.

Piel mediterránea

Ese cutis de color aceitunado resulta intrigante por una serie de razones. En primer lugar, ha evolucionado en una población que seguía una dieta natural antiinflamatoria: mucho pescado, poca carne roja, mucho aceite de oliva y fruta fresca, verduras y hortalizas a diario y a menudo tomate cocinado, que contiene altos niveles de licopeno, un eficaz antioxidante.

La piel mediterránea tiene un poco más de pigmentación que la del norte de Europa, aparte de que el pigmento es algo distinto. Al tener un tono más aceitunado que moreno, esta piel está más protegida contra el sol que la del norte de Europa, pero tampoco presenta una respuesta de hiperpigmentación tan exagerada ante la inflamación como la piel afroamericana. Además, la piel mediterránea no es tan propensa como la oscura a la formación de cicatrices. La piel mediterránea suele ser más grasa, lo que significa que no sufre la tensión oxidante típica de la piel seca. La grasa, junto con un mayor nivel de melanina como protección contra el sol, retrasa la aparición de surcos, arrugas y señales de flaccidez.

Como contrapartida, la actividad de las glándulas sebáceas puede aumentar la incidencia y la intensidad del acné. Afortunadamente, la piel mediterránea puede tolerar agresivos tratamientos antiacné sin producir manchas de decoloración.

Las personas con piel mediterránea deben utilizar un limpiador líquido concebido para pieles grasas. El ácido alfa lipoico les será de gran utilidad para reducir los poros que pueden haberse abierto con la actividad de las glándulas sebáceas. Deben utilizar únicamente productos que no contengan grasa, incluso en los de tratamiento que contengan filtros solares, DMAE y éster de la vitamina C. Les recomendamos asimismo un producto especial para los ojos que contiene ácido alfa lipoico, que disminuye las oscuras ojeras, tan características entre los hombres y las mujeres de piel mediterránea.

Piel asiática

La piel de los asiáticos posee más melanina que la piel de los habitantes del norte de Europa, aunque mucha menos que la de los afroamericanos o los latinos. Con ello dispone de protección contra el acelerado envejecimiento causado por el sol. La piel asiática es más resistente a la luz del sol y sufre menos riesgo de hiperpigmentación que la piel afroamericana. Presenta casi el nivel perfecto de secreción sebácea. No existe en ella problema de sequedad crónica ni de importante acné.

El contenido en melanina hace que el tono de esta piel carezca de resplandor. No creo que esto se deba únicamente a la pigmentación, sino que considero que es otra manifestación de la inflamación de baja intensidad. Dicha inflamación lleva a la retención de líquido y al edema, que causa la hinchazón de los ojos. La hinchazón que se presenta alrededor de los ojos de estas personas se exagera con su estructura ósea natural. El ácido alfa lipoico de aplicación tópica solucionará dicha hinchazón y ayudará al mismo tiempo a normalizar la microcirculación en la piel, con lo que se conseguirá un nuevo brillo.

He realizado últimamente pruebas con un nuevo iluminador de la piel denominado ácido *tetronic* alfa hidroxy. Se utiliza en él una molécula no hidroquinona, no irritante, que aclara y da brillo a la piel al cabo de unos días de su aplicación. Se trata de una sustancia nueva que probablemente no se pondrá a la venta hasta 2003.

La hinchazón en la zona ocular y los tonos amarillentos de la piel asiática responden espléndidamente a la aplicación tópica del ácido alfa lipoico. Si bien la protección solar no es un factor tan crítico como en la piel de Europa del norte, sería conveniente añadir un producto hidratante suave con algo de filtro solar.

Piel latina

Los intensos tonos canela de la piel de mis pacientes latinos presentan sus ventajas y sus inconvenientes. En el campo de las primeras, los pigmentos naturales morenos proporcionan una excelente protección contra el sol. La respuesta inflamatoria de esta piel no es tan exagerada como la que se produce en el tipo de piel afroamericano, aunque sigue planteando un problema.

Una de las quejas frecuentes que se presentan es la del acné. Las glándulas sebáceas que desarrollan una exagerada actividad son la causa de la abertura de los poros, las espinillas y las manchas. Las personas con este tipo de piel deben limpiarse el cutis dos veces al día con un producto líquido específico para piel grasa. Los antioxidantes, como el ácido alfa lipoico, el DMAE y los ésteres de la vitamina C sobre una base no grasa conseguirán reducir los poros y mejorar la textura de la piel. Es muy importante escoger cremas hidratantes y filtros contra el sol que no contengan grasas ni aceites.

El cuidado de la piel con antioxidantes y antiinflamatorios nos ocupará un par de minutos por la mañana, al levantarnos, y otro par de minutos cuando nos vayamos a la cama. En una época en la que disponemos de unas opciones contra el envejecimiento de alta tecnología y tan caras, como son las intervenciones con láser y la microexfoliación, este planteamiento al alcance de todo el mundo se diría que es minimalista en su filosofía. Los resultados del programa de cuidado de la piel para la eliminación de las arrugas son rápidos y espectaculares.

Hoy en día existe un sinfín de productos para el cuidado de la piel que prometen frenar las señales del envejecimiento. No puedo responder de sus ingredientes activos de la misma forma que lo hago en lo que se refiere a mi línea de Cosmecéutica, si bien presentamos algunos que pueden encontrarse en farmacias y grandes almacenes. (Ver Apéndice B.)

• Hidratante específico alfa hidroxy, tratamiento dual, loción hidratante, limpiadora suave (Johnson & Johnson).

- Crema antiarrugas para piel sensible, Eucerin Q-10 (Beiers-dorf).
- Crema facial para el control de las arrugas, Nivea Q-10.
- Suavizador de la piel NeoStrata AHA.
- Productos Aqua Glycolic AHA.
- 15 productos Complex (contiene fosfolípidos), crema facial hidratante terapéutica, loción hidratante terapéutica.
- Productos para el control de las arrugas, crema para los ojos y crema nocturna.
- RoC Retinol Actif Pur Day i RoC Retinol Actif Pur Night, tratamiento antiarrugas (Johnson & Johnson).
- Línea de productos Skin Renewal Lubridem con ácido poly hidroxy (Pfizer).
- Loción terapéutica 30 Nutraderm (Galderna).
- Productos de elasticidad y estiramiento (Estée Lauder).
- Productos La Mer.
- Productos Clarins.
- Productos La Prairie.
- Iluminador Shiseido.
- Productos con vitamina E de L'Oréal.
- Productos con vitamina E de Laboratorios Cabot.
- Limpiador suave alfa hidroxy, tratamiento dual.

Muchos de mis pacientes acuden a mi consulta como último recurso antes de pasar a la cirugía estética. Al cabo de unos meses de seguir nuestro programa, ya no sienten necesidad de optar por la intervención quirúrgica. Lo más curioso es que, tras unos meses de cuidado especial de la piel, sobre todo con productos que contienen DMAE, sus amigos y compañeros de trabajo suelen dar por sentado que se han sometido a una operación. El nuevo brillo que adquiere su piel, la tersura, el aire de salud y energía que transmiten constituyen la prueba indefectible de la función del programa Perricone para la eliminación de las arrugas.

Capítulo 6
CONSIGAMOS UN ASPECTO RADIANTE: EL PODER ANTIENVEJECIMIENTO DEL EJERCICIO

«Ayúdeme, doctor Perricone —suplicaba Rose—, no tengo más que treinta y siete años y me siento como si tuviera cien. No tengo ánimos. Creo que padezco el síndrome de la fatiga crónica.» En realidad, he oído frases como estas muchas veces a mis pacientes. No hay nada que contribuya tanto a la fatiga como la mala alimentación combinada con un estilo de vida sedentario. Rose empezó a plantearse un programa de rejuvenecimiento físico y mental global cuando admitió que no estaba en forma. Tenía que eliminar doce kilos y estaba dispuesta a cambiar sus hábitos alimenticios empezando por la dieta para la eliminación de las arrugas. Siguió la dieta, tomó los complementos y se aplicó los productos de cuidado para la piel. Le faltaba únicamente incorporar a su vida cotidiana la cuarta parte, la definitiva. Si Rose se había marcado el objetivo de sentirse más joven y conseguir también un aspecto acorde, tenía que iniciar un programa de ejercicio físico.

Yo necesitaba buscar la forma que permitiera a Rose aumentar su nivel de energía y levantar el ánimo. Después de la primera semana de seguir la dieta Perricone para la eliminación de las arrugas y los complementos, Rose se sintió físicamente renovada. De hecho, al día siguiente de haber empezado con las proteínas de alta calidad y haber eliminado el azúcar y la cafeína, confesó sentirse más ligera y con otra perspectiva de vitalidad. Lo consideró un hito importante.

Prescribí a Rose una crema de glutatión, pues es una sustancia que siempre se ha relacionado con los avances decisivos en el aumento del nivel de energía de mis pacientes. En más de un caso he constatado que se mejoraba el síndrome de fatiga crónica —en ocasiones con tan sólo cuatro días— gracias a este eficaz rejuvenecedor. (Recordemos el caso de Warren, comentado en el capítulo 4.) En unos días, Rose se mentalizó para empezar con el ejercicio.

POR QUÉ FUNCIONA EL EJERCICIO

Sin duda el lector habrá oído miles de veces que el ejercicio es vital para la salud. Existen muchos estudios que demuestran que con el ejercicio se pueden eliminar kilos, reducir la incidencia de las enfermedades cardíacas, bajar la tensión sanguínea, mejorar el estado de ánimo, resolver problemas de insomnio e incluso reducir el riesgo de determinados cánceres.

Como dermatólogo, mi primera preocupación es la belleza de la piel, y el ejercicio ayuda a conseguirla. Muchos estudios han constatado que las ventajas del ejercicio para la piel se asemejan a las que esta actividad reporta en los huesos y músculos. Sin una actividad física regular, los huesos se vuelven frágiles y los músculos se atrofian. Observando bajo el microscopio la piel de los atletas quedan claras las consecuencias de su buena forma física. Su piel tiene más consistencia y posee un colágeno más saludable.

Prácticamente todos los tipos de ejercicio tienen un efecto contundente, positivo y antiinflamatorio en nuestras células. Cuando se consume energía a través del ejercicio, se consigue un aumento de la vitalidad, y por desgracia muchos de nosotros lo pasamos por alto. Muchísimas personas consideran el ejercicio como una dura tarea: un proceso que les quita tiempo, una actividad que produce dolor o resulta excesivamente rigurosa. Y no tiene por qué ser así. El ejercicio simple, como un paseo a paso ligero todos los días, puede reportar importantes cambios en nuestra salud y belleza. Las ventajas del ejercicio —en especial, el aumento del nivel de las endorfinas del «sentirse bien»— pueden llegar a ser adictivas. El ejercicio es un maravilloso liberador de tensión, una gran ayuda en nuestras vidas, tan marcadas por esta. Todas las ventajas que se han descrito sobre el ejercicio contribuyen en nuestra sensación de bienestar, en la mejora del metabolismo y el aumento de la resistencia. En cuanto iniciemos un programa regular de ejercicios, empezaremos a preguntarnos cómo vivíamos antes sin esta actividad. La buena forma física incluye tres elementos distintos aunque relacionados: el cardiovascular, la fuerza muscular y la flexibilidad. Cada uno exige un tipo de ejercicio distinto, y un programa de ejercicios completo debe incluirlos todos.

La salud cardiovascular exige ejercicio aeróbico, como andar, ir en bicicleta, en patines, nadar o correr. El ejercicio cardiovascular mantiene el bombeo de la sangre y mejora nuestro metabolismo, de forma que el alimento se convierte con más rapidez en energía y se quema.

El ejercicio de resistencia o entrenamiento con pesas crea músculo y estimula la fuerza muscular. Cuanto más masa muscular poseemos, más energía consumimos, y ello significa que quemamos más calorías. El tejido muscular es más compacto que la grasa; si poseemos más músculo que grasa tendremos un aspecto más esbelto y con más tono.

La flexibilidad es un importante componente de cualquier programa antienvejecimiento. La capacidad de moverse de forma adecuada —disponer de toda la gama de movimientos— es la mejor protección contra las lesiones. Si nos mantenemos flexibles, nos mantendremos también activos cuando seamos mayores: este es el secreto de la juventud.

Con el ejercicio cardiovascular aumenta el ritmo cardíaco y la sangre circula de una forma más eficaz, las células pueden absorber mejor los nutrientes y eliminar los residuos. El ejercicio aumenta el consumo de oxígeno y éste constituye la base de la producción de energía. Todos sabemos que la energía es el factor primordial de la juventud. Las células jóvenes poseen altos niveles de energía, mientras que las células viejas se caracterizan por una disminución de dichos niveles. Los altos niveles de energía permiten a las células su autorreparación y la resistencia frente a la tensión. El ejercicio, incluso moderado, practicado tres veces al día, es capaz de aumentar los niveles de energía en el plano celular, donde se producen los efectos del envejecimiento.

Con el ejercicio tomaremos más agua, pues la sensación de sed aumentará. La adecuada hidratación es clave para el ejercicio. No hay que olvidar que todas las reacciones bioquímicas en el ámbito celular tienen lugar con la presencia del agua. He constatado que los pacientes que hacen ejercicio con regularidad beben mucha más agua que los que no lo practican; como consecuencia, sus células están mejor hidratadas. Con esto disminuye la inflamación y su aspecto es más joven y saludable.

Se ha demostrado que el ejercicio de resistencia —con la utilización de pesas ligeras— reporta grandes ventajas. Con estos ejercicios aumentamos la fuerza y la masa muscular, que es lo que nos protege contra las lesiones que podríamos infligirnos con las simples actividades cotidianas. El aumento de la masa muscular implica una metabolización más rápida del azúcar en la sangre (el tejido muscular es muy activo y quema el azúcar de la sangre). Con ello se mantienen bajos los niveles de azúcar y se evita la inflamación.

El ejercicio de resistencia consigue aumentar también la densidad ósea. Esta puede disminuir de forma significativa con la edad, en especial en las mujeres postmenopáusicas, propensas a desarrollar osteoporosis. Echemos un vistazo a nuestro alrededor: veremos incluso a muchos hombres mayores encorvados, de aspecto frágil. La pérdida de masa ósea en una época concreta puede llevar a las fracturas posteriores, que resultan debilitantes y en alguna ocasión, mortales. Todos tenemos un pariente mayor que se ha roto la cadera. Un programa sencillo de ejercicios de resistencia con pesas ligeras nos asegurará una densidad ósea estable y saludable toda la vida, independientemente de la edad que tengamos.

Los ejercicios de flexibilidad evitan la atrofia muscular y mantienen nuestra elasticidad, agilidad y ligereza. Los estiramientos antes y después de los ejercicios protegerán nuestros músculos contra las lesiones y conseguirán un efecto globalmente relajante.

Rose me preguntó cómo era posible que correr, nadar y levantar pesas pudiera reducir las arrugas y devolver el aspecto radiante a su rostro. A fin de responder a estas preguntas, primero investigaremos la idea de estar en forma y cómo afecta esto a todo el cuerpo.

¿QUÉ ES ESTAR EN FORMA?

Si preguntamos a distintas personas qué es estar en forma, probablemente obtendremos cinco respuestas distintas. Cuando formulo la pregunta a mis pacientes, sus respuestas oscilan entre «sentirte tranquila en bikini» y «ser capaz de realizar un ejercicio de pesas con ciento cincuenta kilos». Se trata de unos factores que podrían caracterizar un cuerpo en forma, pero no es necesariamente así. La que lleva bikini puede ser anoréxica y la que levanta las pesas puede estar atiborrada de esteroides. Estar en forma es en realidad la medida de la capacidad del cuerpo para funcionar con toda su capacidad.

Sabemos que el ejercicio incrementa la capacidad del sistema inmunológico para evitar infecciones, e incluso cánceres. Con el ejercicio puede disminuirse el porcentaje de grasa corporal y evitar los peligros de la obesidad, entre los cuales cabe citar la resistencia a la insulina, la diabetes y las enfermedades cardíacas. Existen pruebas que demuestran que el ejercicio cardiovascular regular disminuye las posibilidades de sufrir pérdida de memoria relacionada con la edad y senilidad. Los estudios demuestran que las personas que practican ejercicio con regularidad no presentan la pérdida de tejido cerebral típica de los que siguen un estilo de vida sedentario.

El ejercicio regular mejora el estado de ánimo y es un factor importantísimo que determina la calidad de vida. Muchos estudios han demostrado que el ejercicio puede resultar tan efectivo como un medicamento contra la depresión para estabilizar el estado de ánimo. Las personas mayores que lo practican con regularidad (incluso con tan sólo un paseo diario) son mucho menos propensos a la depresión. Además, al hacer ejercicio sudamos y con el sudor eliminamos muchas toxinas del cuerpo.

En un plano puramente superficial vemos que quienes llevan a cabo ejercicio físico tienen una mejor circulación de la sangre en la piel, lo que les proporciona un brillo saludable y una apariencia atractiva. Al mejorar la circulación en la piel, disminuye también las posibilidad de la aparición de las arrugas.

Lo joven contra lo viejo: el poder incomparable de la hormona del crecimiento

La hormona del crecimiento es la auténtica hormona «de la juventud». Es anabólica; crea músculo, aumenta la vitalidad de los sistemas orgánicos corporales y disminuye los niveles de cortisol, la hormona de la tensión. Está en contraste directo con el cortisol, que es catabólico, se descompone en el cuerpo y lleva a un pérdida de músculo y hueso, así como de células cerebrales. Cuando se libera la hormona del crecimiento, en nuestro cuerpo se producen una serie de reacciones positivas. La hormona del crecimiento aumenta la capacidad de aprendizaje y posee un efecto positivo en la memoria en general. La hormona del crecimiento tiende a reducir la grasa corporal y a aumentar la masa muscular magra, probablemente las dos mayores obsesiones de los hombres y mujeres de todas las edades.

La emisión de la hormona del crecimiento aumenta la densidad ósea y mantiene la salud de todos los órganos vitales, entre los cuales cabe citar el corazón, los pulmones y los riñones. A medida que nos hacemos mayores, la emisión normal del cuerpo de la hormona del crecimiento disminuye. En realidad, desciende de modo espectacular en la vejez. Y ello provoca pérdida muscular, aumento de la grasa corporal, pérdida de memoria, más susceptibilidad frente a las enfermedades degenerativas y una ralentización de la capacidad para aprender nuevas tareas (como programar un vídeo o una agenda electrónica). En cambio los jóvenes, que disponen de una emisión constante de la hormona del crecimiento poseen una impresionante capacidad de aprendizaje: suelen dominar tareas complicadas, aprender nuevas lenguas y retener sin problemas cientos de nombres de deportistas conocidos. Por otro lado, rebosan energía y —siempre que eviten alimentarse a base de comida rápida, dejen a un lado los videojuegos y la tele— no tienen un exceso de grasa corporal.

Cuando va disminuyendo la producción de la hormona del crecimiento, nosotros, los adultos, tenemos un as en la manga: el ejercicio. Se ha demostrado que el ejercicio regular consigue incrementar la secreción de la hormona del crecimiento en el cuerpo, a pesar del aumento de los años. Cuando esta hormona se libera con regularidad, la piel se vuelve más consistente y la persona presenta un aspecto más joven.

El ejercicio también ayuda a regular otras hormonas esenciales del cuerpo, por ejemplo, la insulina. Con el ejercicio regular, aumentamos la sensibilidad de la insulina en las células, y así desciende el azúcar en la sangre, un exceso del cual lleva al envejecimiento prematuro. Los ejercicios de resistencia aumentan asimismo los niveles de las hormonas sexuales, probablemente afectan a nuestro estado de ánimo e incrementan la masa muscular y los niveles de energía. Por poco ejercicio que hagamos, notaremos el cambio en nuestra vida. En este capítulo se incluyen algunos planes de ejercicios que no exigen mucho tiempo o vigor y en cambio reportan grandes compensaciones.

Corazón y pulmones sanos

Los latidos fuertes, lentos y constantes constituyen la base de un cuerpo sano. Es básico un sistema cardiovascular fuerte para que el oxígeno llegue a las células, para que estas puedan consumirlo y para que los vasos sanguíneos transporten los productos residuales celulares. Sin el adecuado oxígeno, todos los órganos del cuerpo se resienten. Para mejorar la provisión de oxígeno, tenemos que estar en forma en el plano cardiovascular por medio del ejercicio regular.

El corazón es un músculo que bombea la sangre por todo el cuerpo. Como músculo, se fortalece con el ejercicio aeróbico y aumenta así su capacidad para repartir más oxígeno. Cada ejercicio que aumenta el ritmo cardíaco —andar, saltar, montar en bicicleta, incluso saltar a la cuerda— incrementa la capacidad del corazón de proporcionar más oxígeno con menos esfuerzo.

A fin de aumentar la capacidad aeróbica, es preciso hacer trabajar el corazón de veinte a treinta minutos a la semana. Recomendé a Rose que diera un paseo de treinta minutos como mínimo tres días por semana. Le precisé que anduviera lo más rápido posible, aunque no a la carrera; el ritmo ideal es aquél en el que podemos seguir una conversación.

Durante muchos años, los preparadores físicos han considerado que el ejercicio aeróbico eficaz tenía que llevarse a cabo a un ritmo óptimo o casi óptimo, es decir, entre el 60 y el 80 por ciento del propio ritmo cardíaco. Para calcularlo, restaremos nuestra edad de 220 y luego calcularemos el 60 por ciento y el 80 por ciento de la cifra resultante. Si tenemos

40 años, por ejemplo, nuestro ritmo cardíaco máximo es el 80 por ciento de 180, es decir, 144; y el ritmo cardíaco mínimo sería el 60 por ciento, o sea 108. Por consiguiente, deberíamos llevar a cabo el ejercicio a nuestro ritmo óptimo: entre 108 y 144 latidos. Para hacer un seguimiento del ritmo cardíaco, los preparadores nos aconsejan tomarnos el pulso durante 10 segundos mientras hacemos ejercicio y multiplicar luego la cifra por seis para conseguir el ritmo cardíaco por minuto.

Todo esto exige mucho control y no creo que sea necesario para nuestros objetivos. El que yo marqué a Rose y a todos mis pacientes en su lucha contra el envejecimiento es el de realizar ejercicio para aumentar el oxígeno en la piel, no el de prepararse para el próximo triatlón. La experiencia me ha demostrado que los programas de ejercicios intensivos y reglamentados ya crean suficientes problemas y tensiones. Cuando el ejercicio exige demasiado, muchas personas sufren lesiones típicas del deporte o abandonan porque les roba mucho tiempo. El ejercicio excesivo puede desencadenar la emisión de cortisol, la hormona de la tensión y acelera el envejecimiento. La clave para una rutina adecuada es la actividad regular que crea poco a poco y continuamente la fuerza aeróbica. Siempre es mejor practicar el ejercicio con regularidad y moderación que llevar a cabo sesiones esporádicas en las que uno suda a mares.

FUERZA Y RESISTENCIA MUSCULAR

La fuerza muscular, la segunda pauta para estar en forma, es la capacidad de levantar un peso, mientras que la resistencia es la capacidad de levantarlo con más rapidez y repetidamente. La fuerza y la resistencia están claramente relacionadas. Ambas utilizan el entrenamiento con pesas para tonificar los músculos. Por medio del ejercicio progresivo de resistencia se desarrolla la fuerza. Se utilizan pesas en los movimientos corporales normales, como el de flexionar el brazo por el codo. Las pesas bastan para sobrecargar los músculos, al forzar la contracción en su capacidad máxima. La resistencia, o peso, se incrementa con el desarrollo de los músculos. Se va avanzando con más rapidez a partir de la dura resistencia y las repeticiones. Luego los músculos se recuperan durante cuarenta y ocho horas, hasta la próxima sesión de preparación.

Cada una de ellas exige, para cada grupo muscular, entre cuatro y ocho repeticiones.

Se desarrolla la resistencia en un programa de *sit-ups* y de *push-ups*. La clave radica en la repetición, pues se va aumentando gradualmente el número de éstas hasta que aparece el agotamiento. Cuando uno empieza, por ejemplo, probablemente podrá realizar sólo cinco *sit-ups*. Al mes siguiente habrá ido aumentando su capacidad y podrá realizar ya quince *sit-ups*, invirtiendo el mismo esfuerzo que había puesto al principio para concluir los cinco primeros.

LA RELACIÓN EXISTENTE ENTRE LA PREPARACIÓN CON PESAS Y UNA PIEL BONITA

Levantar unas mancuernas de metal puede parecer un sistema curioso de conseguir un cutis más terso, pero el éxito es indiscutible. El entrenamiento de resistencia libera la hormona del crecimiento y al tiempo aumenta la masa muscular. También consigue reducir la tensión y con ello descienden los niveles de cortisol catabólico y destructivo. En la piel esto se traduce en un aumento del crecimiento celular y una restauración de las fibras de colágeno. Unos músculos más fuertes aumentan la capacidad de trabajo del cuerpo, ya sea para el movimiento, el pensamiento o el metabolismo en el plano celular. Cuando las células consiguen metabolizar correctamente los alimentos para conseguir energía y reparación, están más dispuestas a gestionar el desarrollo de los radicales libres y la inflamación que lo acompaña. Prescribí a Rose un programa simple con pesas de kilo y medio. A medida que fue adquiriendo fuerza y dominando los ejercicios, pasó a las pesas de dos kilos y medio.

AVISO

En caso de que no se esté siguiendo ya un plan concreto, no hay que iniciar ningún programa de ejercicios que incremente el ritmo cardíaco sin consultar al médico.

La prueba de la flexibilidad

Inclinémonos hacia delante desde la cintura con las piernas separadas. Sin flexionar las rodillas, con las puntas de los dedos tocaremos las de los pies. Si somos capaces de conseguirlo, poseemos ya un cuerpo sólido y joven. Si no llegamos a hacerlo, no debemos preocuparnos. Después de tan sólo quince días siguiendo el plan Perricone en forma y contra las arrugas recuperaremos la flexibilidad en las articulaciones y los múscu- los. La flexibilidad nos permite utilizar los músculos en toda la gama de movimientos. Los ligamentos y las articulaciones que se extienden con facilidad aseguran al cuerpo la capacidad de abordar todo tipo de ejer- cicios sin riesgo de lesión. ¿A alguien le interesa tener un cuerpo rígido, que cruje? Manteniéndonos flexibles nos mantendremos jóvenes.

¿Hasta qué punto estamos en forma?

Cuando he terminado con mi «grado de ejercicio» con los nuevos pacientes, compruebo que están dispuestos a salir lanzados hacia el pri- mer gimnasio que encuentren, a hacerse socios para toda la vida. Este entusiasmo es fantástico, pero antes de empezar, cada cual debe determi- nar hasta qué punto está en forma para decidir cuál es el programa que le funcionará mejor. El método más fiable para determinarlo se establece en un laboratorio y con él se calcula la cantidad de oxígeno que consume la persona al pedalear con una bicicleta estática o correr en un pasillo mecánico. A esta medida se le denomina el VO_2-Max y se refiere al máximo volumen de oxígeno que puede aspirar y utilizar el cuerpo durante sesenta segundos de ejercicio intensivo. Cuanto mayor sea el VO_2-Max, más elevada será la toma de oxígeno y más en forma estará la persona. Se ha demostrado que el VO_2-Max de los que corren en una maratón es doble del de las personas que apenas hacen ejercicio.

La prueba del VO_2-Max es precisa, pero cara. Por el precio de un cronómetro y un taburete de 25 cm puede calibrarse cómodamente en casa el nivel de forma de una persona. Esta prueba de tres minutos, deno- minada «step test» calibra la capacidad del cuerpo en cuanto a recupe- ración después del agotamiento. Cuanto antes recupera el cuerpo la normalidad, más en forma está la persona. Con esta prueba sencilla y económica, aparte de comprobar nuestro nivel de forma, podemos medir nuestras mejoras al seguir con el programa de actividad física. La prueba no tiene complicaciones, aunque las personas mayores de treinta y cinco años o con un historial de problemas cardíacos deberían consultar al médico antes de realizarla.

El «step test»

1. Tomar el pulso en reposo. (Contar el pulso durante diez segundos y multiplicarlo por seis.)
2. Colocar un taburete de 25 cm en una superficie plana.
3. Subir con el pie derecho y luego con el izquierdo.
4. Bajar con el pie derecho y después con el izquierdo.
5. Completar la combinación de subir y bajar en cinco segundos.
6. Con un cronómetro en la mano, subir y bajar durante tres minutos.
7. Detenerse. Descansar treinta segundos.
8. Tomarse de nuevo el pulso.
9. Si el pulso ha aumentado unos pocos latidos en relación con el que se ha tomado en reposo, la persona está en perfecta forma.
10. Si el ritmo del pulso ha aumentado diez latidos respecto a la toma en reposo, la persona está en una forma entre buena y media, a un nivel con capacidad para la mejora. Empezará el programa al nivel inferior e irá aumentando hacia los superiores.
11. Un pulso que supere en quince latidos o más la toma en reposo indica que se está poco en forma. Los resultados aconsejan empezar poco a poco para ir alcanzando resistencia. Todo el mundo puede hacerse la prueba en cualquier momento del programa para comprobar si está más en forma y si está dispuesto a intensificar la preparación.

EL PLAN PARA PONERSE EN FORMA Y ELIMINAR LAS ARRUGAS

Independientemente de nuestro nivel en cuanto a la forma física, un programa completo es aquel que combina ejercicios para la flexibilidad, la salud cardiovascular, la fuerza y la resistencia. Las pulsaciones de Rose superaban en unos quince latidos la medida tomada en posición de descanso, algo que no tenía nada de sorprendente, pues ella misma confesaba ser una adicta al sofá. Siguiendo el plan para la puesta en forma y la eliminación de las arrugas, Rose practicó el ejercicio aeróbico entre veinte y treinta minutos todos los lunes, miércoles y viernes. Escogió andar, actividad que no requiere un equipo especial y tiene la ventaja de poder estar al aire libre. Reservó los martes, jueves y sábados para el entrenamiento con pesas. Cada sesión se iniciaba con cinco minutos de estiramientos como precalentamiento y concluía con cinco minutos de enfriamiento.

Como quiera que Rose estaba acostumbrada a levantarse pronto, no le costó nada integrar el ejercicio a su rutina matinal. Lo único que tenía que hacer era poner el despertador un poco antes los días laborables y empezar la jornada con unos minutos de ejercicio para estimular la energía. Sin estar despejada del todo, llevaba a cabo los ejercicios con el estómago vacío, y cuando los había terminado, aún no se había despertado completamente. Al ir siguiendo la práctica, intentó aferrarse a esta rutina para despertarse, lo que funcionó perfectamente.

No todos somos personas de mañana. A algunos les gusta hacer una pausa en el trabajo o en casa para realizar los ejercicios al mediodía. Si éste es nuestro caso, procuraremos no comer hasta haberlos terminado. También hay personas que prefieren emprender los ejercicios físicos como transición entre el trabajo y la casa, o entre el ajetreo del día y la tranquilidad de la noche. Así pueden liberar las tensiones de la jornada y empezar la noche con más vitalidad y energía.

Cada cual debe decidir cuándo llevará a cabo los ejercicios. En realidad parece que funciona mejor si uno establece una rutina. Podemos hacer combinaciones, por ejemplo, ejercitarnos en los aeróbicos por la mañana y dejar las pesas para la tarde, lo que nos funcione mejor.

Debemos cercionarnos de que el ejercicio diario forma parte de nuestra vida, una actividad que hemos planificado. Nadie tiene que convencernos para que nos cepillemos los dientes. Si bien la falta de ejercicio tiene unos efectos mucho más graves sobre nuestra salud y nuestro aspecto, muchos se resisten a incorporar el ejercicio de forma natural en sus vidas. Hemos diseñado el programa para poderlo llevar adelante en la comodidad de la casa. La persona que considere más estimulante ir al gimnasio, puede optar por esta solución. Lo que cuenta es que cada cual encuentre la forma que más se adapte a él.

CALENTAMIENTO Y ENFRIAMIENTO

Los ejercicios de calentamiento son necesarios para que los músculos y las articulaciones reciban más sangre y así puedan abordar el aumento de actividad. Sin el precalentamiento, los músculos están entumecidos. Pueden sufrir una tensión excesiva y entonces el estiramiento resultaría incómodo, es decir, doloroso. Si preparamos los músculos para la sesión, reduciremos las posibilidades de lesión y dolor.

También es muy importante el enfriamiento, pues hay que reducir poco a poco el ritmo cardíaco. Si detenemos bruscamente la actividad máxima con los correspondientes latidos y pasamos a la inactividad, podemos marearnos o experimentar serios problemas. Después de la sesión, hay que estirar los músculos para que puedan relajarse.

¿Estamos a punto? Vamos a calentar esos músculos.

COMBINACIONES EN FLEXIBILIDAD

Un cuerpo flexible y ágil se mueve fácilmente y con rapidez. Los músculos y las articulaciones reciben la sana provisión de oxígeno que estimula el crecimiento y la reparación. El programa para estar en forma y la eliminación de las arrugas presenta seis combinaciones de estiramiento y flexibilidad que tonifican y preparan todo el cuerpo. Deben practicarse las sesiones de calentamiento antes del ejercicio aeróbico o el entrenamiento con pesas y también como enfriamiento al final de una sesión de ejercicios de treinta minutos.

Escogeremos una ropa cómoda y holgada. Pantalón corto y camiseta o chándal o mallas, por ejemplo. Las mujeres con bastante pecho podrían utilizar sujetador de sport. Pueden llevarse a cabo los ejercicios con zapatillas deportivas o con los pies descalzos. Sería conveniente disponer de una esterilla para que resulten más cómodos los ejercicios en el suelo.

Hay que asegurar que cada movimiento de estiramiento se realiza con lentitud y suavidad. Este movimiento, si se lleva a cabo de forma adecuada, crea una ligera tensión en los músculos y las articulaciones, algo parecido a lo que experimentamos en los ejercicios de yoga. Evitaremos los saltos y los movimientos bruscos, todo aquello que era el pan de cada día en las clases de educación física del instituto. Estos movimientos forzados pueden ejercer una presión excesiva o incluso desgarrar los músculos y crear una inflamación no prevista.

Presentamos los ejercicios en la secuencia en la que deben realizarse durante el programa diario. Estas combinaciones conseguirán que trabajen todos los grupos musculares del cuerpo. El estiramiento proporciona una sensación agradable: elimina los problemas.

No pretendamos saltarnos el calentamiento ni el enfriamiento. Nos robarán tan sólo unos minutos y nos ayudarán a evitar dolores y lesiones musculares.

Combinación en flexibilidad 1

Para fortalecer los músculos de las piernas, nos apoyaremos en la pared y avanzaremos el pie derecho. Hay que mantener el izquierdo apoyado en el suelo y la rodilla sin flexionar. Mantendremos la posición durante diez segundos. Notaremos el estiramiento en la parte posterior de la pierna izquierda. Repetiremos con la pierna izquierda hacia delante y la derecha estirada detrás.

Repetir tres veces

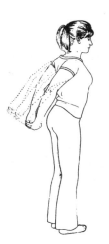

Con los brazos extendidos hacia atrás, entrelazaremos los dedos y empujaremos los brazos hacia arriba y hacia atrás. Hay que mantener el pecho hacia fuera y la cabeza erguida. Notaremos el estiramiento en los hombros.

Repetir tres veces.

Combinación en flexibilidad 2

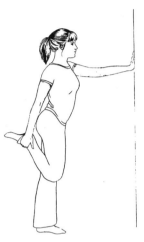

Con un brazo apoyado en la pared, agarraremos un pie o tobillo por detrás. Lo empujaremos suavemente hacia las nalgas sin flexionar la cintura. Mantendremos la posición durante veinte segundos. Notaremos el estiramiento en la parte delantera del muslo. Haremos lo mismo con el otro pie. Repetir tres veces.

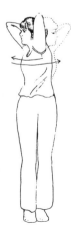

De pie, los pies juntos, colocaremos las manos en la nuca y haremos girar la parte superior del cuerpo hacia la derecha y luego hacia la izquierda lo máximo que podamos. Notaremos el estiramiento en la cintura y la parte inferior de la espalda.

Repetir entre cuatro y seis veces.

Combinación en flexibilidad 3

De pie, con el cuerpo erguido, agarraremos los extremos de una toalla por detrás de la cabeza y mantendremos la posición mientras contamos hasta diez. Notaremos el estiramiento en los hombros y la parte superior de los brazos.

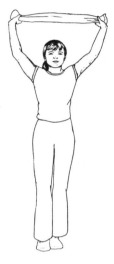

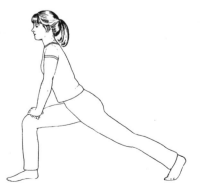

Daremos un largo paso adelante con el pie derecho. Colocaremos las manos sobre la rodilla derecha y nos inclinaremos hacia delante. Mantendremos la posición mientras contamos hasta diez. Notaremos el estiramiento en ambos muslos. Cambiaremos de pierna y procederemos al estiramiento sobre la rodilla izquierda.

Combinación en flexibilidad 4

De pie, con las piernas algo separadas. Extendemos los brazos por encima de la cabeza en dirección al techo. Notaremos el estiramiento en los brazos, hombros y columna. Mantendremos la posición mientras contamos hasta cinco y seguidamente nos inclinaremos hacia delante y balancearemos las manos entre las piernas. Notaremos el estiramiento en la parte posterior de los muslos y la parte inferior de la espalda. Mantendremos la posición mientras contamos hasta cuatro.

Repetir tres veces.

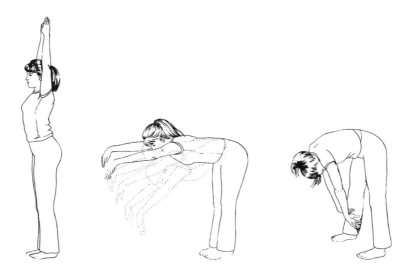

Tumbados boca arriba, flexionaremos las rodillas y empujaremos las piernas hacia el pecho con los brazos. Mantendremos la posición mientras contamos hasta seis. Notaremos el estiramiento en las nalgas y el estómago.

Repetir entre cuatro y seis veces.

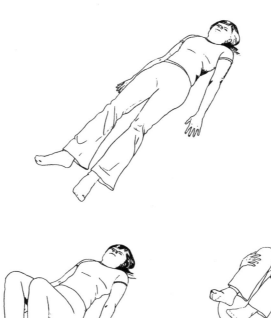

COMBINACIÓN EN FLEXIBILIDAD 5

Flexionaremos los brazos por los codos y los levantaremos hacia los hombros. Empujaremos los brazos hacia fuera y hacia atrás. Notaremos el estiramiento en la parte superior de los brazos.

Repetir entre cuatro y seis veces.

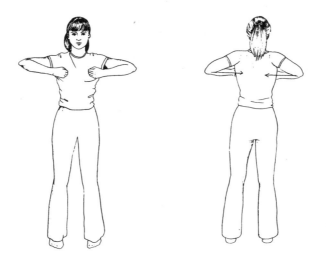

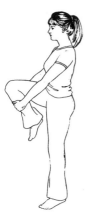

Levantaremos la pierna derecha por delante del cuerpo flexionando la rodilla hasta que podamos agarrar el tobillo o la parte inferior de la espinilla. Si hace falta, flexionaremos la rodilla de la pierna que se apoya en el suelo. Mantendremos la posición mientras contamos hasta cinco. Notaremos el estiramiento en el muslo. Haremos lo mismo con la pierna izquierda.

Repetir cuatro veces.

Combinación en flexibilidad 6

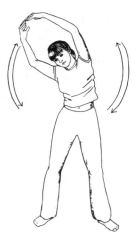

De pie, con el cuerpo erguido, separaremos las piernas hasta una posición que nos resulte cómoda. Juntaremos las manos por encima de la cabeza y flexionaremos el cuerpo por la cintura hacia la derecha. Pondremos de nuevo el cuerpo recto y lo flexionaremos otra vez hacia la izquierda. Repetiremos la flexión hacia la derecha. Notaremos el estiramiento en la parte posterior de los muslos y en la cintura.

Repetir entre tres y seis veces.

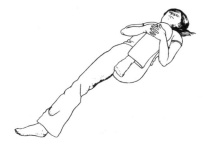

Tumbados boca arriba con las piernas tocando el suelo. Flexionaremos la rodilla derecha y la empujaremos hacia el pecho. La haremos deslizar hacia abajo y repetiremos el ejercicio con la pierna izquierda. Notaremos el estiramiento en el estómago y las nalgas.

Repetir entre tres y seis veces.

Debemos recordar que, independientemente del tipo de ejercicio que escojamos, hay que hacer precalentamiento y enfriamiento antes y después de cada sesión de veinte-treinta minutos. Empecemos y acabemos los ejercicios cardiovasculares o de entrenamiento con pesas con unos suaves estiramientos de cinco minutos. Al finalizar la sesión, llevaremos a cabo los estiramientos con suavidad como enfriamiento, para volver poco a poco al ritmo cardíaco normal. No olvidemos tomar un vaso de agua fría para recuperar el líquido perdido durante el ejercicio.

EJERCICIO DE AERÓBIC

Tenemos que completar un mínimo de tres sesiones de entre veinte y treinta minutos de ejercicios de aeróbic cada semana. Estos pueden englobar el paseo, la carrera, la natación, la bicicleta, la utilización de una máquina Stair Master, etcétera. Para los que acaben de empezar un programa, se recomiendan dos formas específicas de aeróbic: andar a paso ligero y danza aeróbica. Andar es algo que todo el mundo sabe hacer. No exige instalaciones o equipos especiales. Incluso la persona más ocupada tendrá veinte minutos al día para andar. Debe hacerse a paso ligero, sin pararse a mirar escaparates ni a tomar algo. (Tenía un paciente que se quejaba de que había ganado peso siguiendo el programa. Resultó que en su paseo matinal pasaba por delante de una tienda de donuts, donde cada día compraba un tipo distinto de pastel, que comía mientras andaba.) Si ya estamos en forma, tendremos que andar más distancia y más deprisa para conseguir más ventajas físicas. Cuarenta minutos de ejercicio aeróbico convertirán nuestro cuerpo en una máquina de quemar grasa.

SEIS FORMAS PARA AÑADIR UN PASEO A NUESTRO DÍA

1. Aparcar el coche a diez manzanas del trabajo.
2. Si viajamos en transporte público (autobús, taxi o metro), bajar diez manzanas antes de la parada y cubrir el resto andando.

3. Pasear un perro durante treinta minutos todos los días.
4. Subir por las escaleras siempre que nos sea posible.
5. En un día lluvioso, pasear sin detenerse durante treinta minutos por un centro comercial.
6. Aparcar el coche lo más lejos posible de la entrada del supermercado, el centro comercial o el cine.

La dinámica de andar

Andar funciona. Eso es lo que demostró un estudio llevado a cabo con hombres y mujeres de mediana edad que estaban poco en forma y empezaron a andar por un pasillo mecánico cuatro veces a la semana durante cuarenta minutos. A los cinco meses, su VO_2-Max había aumentado casi un treinta por ciento y su ritmo de pulso descendió una media de diez puntos. Los programas centrados en el andar son seguros, simples y efectivos y tienen un índice de abandono de la mitad respecto a las otras actividades.

El equipo necesario es el mínimo. Hay que disponer de unos buenos zapatos flexibles, ligeros y que se ajusten bien al pie. Los calcetines deben ser gruesos para la máxima protección de este. Existen unos calcetines especiales para correr, con doble capa protectora. En invierno, un gorro y unos guantes nos ayudarán a mantener la temperatura del cuerpo, puesto que perdemos una parte de esta a través de la cabeza y las manos. En tiempo caluroso y soleado llevaremos gorra o sombrero con visera y crema protectora.

La postura correcta nos reportará los máximos beneficios y evitará el dolor muscular. Mantengamos el cuerpo erguido y no nos inclinemos ni miremos los pies. Intentaremos que una parte del paseo se haga cuesta arriba y en este punto balancearemos los brazos para incrementar la intensidad del ejercicio. Para quemar más calorías, podemos transportar unas mancuernas de medio kilo o de kilo.

La danza como medio aeróbico de ponerse en forma

Otro de los ejercicios aeróbicos al que se ajustan mis pacientes y lo siguen con facilidad es la danza aeróbica. No es difícil apuntarse a uno de estos programas, ya sea en un gimnasio o en otro local donde se imparta. Por la mañana, entre las siete y las nueve, suelen dar programas de ejercicios aeróbicos por televisión. Busquemos por los canales y sin duda encontraremos alguno en que un hombre o una mujer que están muy en forma dirigen unos ejercicios. Podemos seguirlos durante veinte o treinta minutos y habremos concluido una práctica cardiovascular de primera. Si tenemos la mañana demasiado ajetreada, podemos comprar algún vídeo de ejercicios y seguirlo a la hora que más nos convenga. Los movimientos rítmicos siguiendo la música constituyen un sistema extraordinario para aumentar la circulación y estimular el metabolismo.

Sigamos unos ejercicios de bajo impacto. Los saltos y los giros en los ejercicios aeróbicos pueden incrementar la intensidad, pero implican un alto riesgo de lesiones. Los estudios demuestran un índice de lesiones del 40 por ciento entre los participantes y hasta un 75 por ciento de los instructores de aeróbic de alto impacto sufren lesiones en articulaciones o músculos. El aeróbic de bajo impacto, además de resultar menos agotador, es mucho más seguro y también mejora la salud global y nos mantiene en forma.

Los investigadores descubrieron que un grupo de participantes en un programa de aeróbic de seis semanas registró un aumento de un 14 por ciento en la forma física cardiovascular. Se trata de un tipo de ejercicio que exige un equipo mínimo. Hay que llevar una camiseta holgada y un pantalón corto de gimnasia para asegurar la ventilación y la libertad de movimientos. Podemos calzarnos zapatillas de deporte, pero debemos asegurarnos de que el pie se ajuste perfectamente a ellas. Unas zapatillas algo sueltas pueden causar ampollas.

Si este se convierte en nuestro deporte favorito, podemos buscar un tipo de zapatos especialmente pensados para el aeróbic. Es un calzado que se ajusta cómodamente y lleva un refuerzo a cada lado, así como una protección extra en la parte de debajo de los dedos. En la danza aeróbica debemos mantener la cabeza erguida y los hombros hacia atrás. Una postura incorrecta disminuirá los efectos cardiovasculares y provocará dolor de espalda y de rodillas.

Entrenamiento con mancuernas

Con el entrenamiento con pesas se adquiere fuerza. A menudo conocido como entrenamiento de resistencia progresivo, las pesas (resistencia) destinadas a poner a prueba los músculos se añaden a los movimientos normales del cuerpo. Esto fuerza a los músculos a contraerse hasta un punto cercano al máximo esfuerzo. A medida que se desarrollan los músculos, la carga de la pesa se incrementa a un ritmo constante.

Cada vez que levantamos una mancuerna, la acción se denomina repetición, o «reps». Un programa de entrenamiento con pesas consiste en una serie de reps; una serie es un número concreto de repeticiones destinadas a un grupo muscular específico. La mayoría de preparadores recomiendan realizar entre cuatro y ocho repeticiones por serie. No hay que ejecutar más de tres veces al día cada serie. También es importante tomarse un breve respiro entre serie y serie. Durante los próximos treinta días, cada cual establecerá su propio número de reps por serie.

Un consejo rápido: No hay que ejercitar los mismos músculos más de tres días por semana. Los músculos necesitan tiempo para curarse y recuperarse entre un entrenamiento y otro. Podemos alternarlos diariamente con los ejercicios de aeróbic.

Hemos ideado seis combinaciones de entrenamientos con mancuernas en los que se ejercitan distintos grupos musculares. Cuando los ejecutemos, nos moveremos pausadamente. No hay que precipitarse. Debemos controlar el movimiento. Los que empiezan deberían utilizar pesas de un kilo para las manos. Les hará falta también un par de pesas de un kilo para los tobillos. En cuanto sean capaces de finalizar tres series de ocho reps sin problemas, pueden aumentar el peso de las mancuernas. A medida que uno se va fortaleciendo, convierte la grasa en masa muscular, algo mucho más compacto. Con ello se consigue una mejor definición. Las mujeres no deben preocuparse por una musculación excesiva. Estos ejercicios les darán esbeltez.

Mientras entrenamos, tendremos a mano una botella de agua fría. Entre serie y serie iremos bebiendo.

Combinación en ejercicio de entrenamiento con pesas 1

De pie, cuerpo erguido, los brazos a uno y otro lado del cuerpo y una mancuerna en cada mano. Flexionaremos lentamente los brazos por los codos y llevaremos las pesas hacia el pecho. Bajaremos las pesas hacia los costados.

Para los que empiezan: ejecutar dos o tres series de cuatro reps. Llegar hasta tres series de ocho reps.

Tumbarse boca arriba y sostener un par de pesas por encima de la cabeza, perpendicular al suelo. Flexionar suavemente el codo derecho y bajar la mancuerna hasta el pecho. Después repetir con el brazo izquierdo. Alternar los brazos.

Para los que empiezan: hacer dos o tres series de cuatro reps. Llegar hasta tres series de ocho reps.

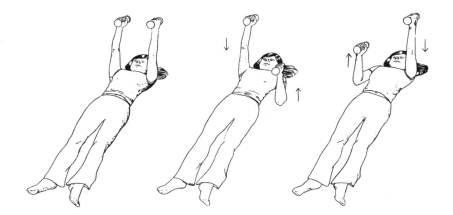

Combinación en entrenamiento con pesas 2

Con dos pesas de kilo sujetas al tobillo y apoyándonos en el respaldo de una silla, flexionaremos la rodilla derecha y balancearemos lentamente la pierna hacia atrás y hacia arriba. Ejecutaremos las reps en la parte derecha y luego en la izquierda.

Para los que empiezan: realizar dos o tres series de cuatro reps en cada pierna. Llegar hasta tres series de ocho reps en cada pierna.

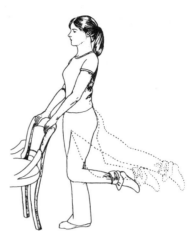

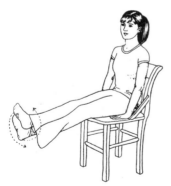

Con dos pesas de kilo sujetas a los tobillos, nos sentaremos en una silla, estiraremos las piernas, las cruzaremos a la altura de los tobillos y mantendremos la posición mientras contamos hasta cuatro.

Para los que empiezan: realizar entre dos y tres series de cuatro reps. Llegar hasta tres series de ocho reps.

Ejercicio de entrenamiento con pesas 3

Tumbados en el suelo, las manos en la nuca. Levantaremos la cabeza y los hombros hasta que estos dejen el contacto con el suelo. Haremos girar un poco el cuerpo hacia la izquierda y lo bajaremos luego hasta el suelo. Levantaremos la cabeza y los hombros de nuevo. Haremos girar el cuerpo hacia la derecha y descender luego hasta el suelo.

Para los que empiezan: realizar dos o tres series de cuatro reps. Llegar hasta tres series de ocho reps.

Nota: En treinta días seremos capaces de ejecutar tres series completas.

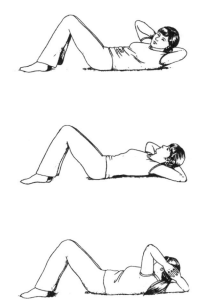

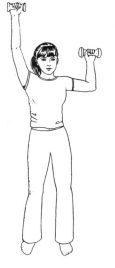

Combinación en ejercicio de entrenamiento con pesas 4

De pie, las piernas separadas a una distancia equivalente a los hombros, con una pesa en cada mano. Levantaremos los brazos hasta la altura de los hombros. Elevaremos luego el brazo derecho hasta el techo y lo haremos bajar después hasta el hombro. Levantaremos el brazo izquierdo hasta el techo y lo haremos bajar hasta el hombro.

Para los que empiezan: realizar dos o tres series de cuatro reps. Llegar hasta tres series de ocho reps.

Tumbados en el suelo, extenderemos los brazos sujetando las pesas directamente por encima del pecho. Lentamente, haremos descender los brazos hacia fuera hasta situarlos en el suelo. Volveremos a levantarlos para repetir.

Para los que empiezan: realizar dos series de cuatro reps. Llegar hasta tres series de ocho reps.

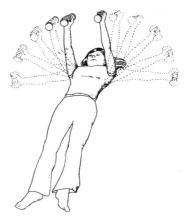

Combinación en ejercicio de entrenamiento con pesas 5

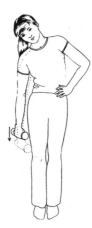

De pie, el cuerpo erguido, se separarán las piernas unos 60 centímetros, empezaremos con una mancuerna en una mano. Nos inclinamos hacia la izquierda al máximo, flexionando la cintura. Enderezamos el cuerpo. Ejecutamos las reps en este lado. Nos inclinamos luego a la derecha y seguimos con las reps.

Para los que empiezan: realizar entre dos y tres series de cuatro reps en cada lado. Llegar hasta tres series de ocho reps en cada lado.

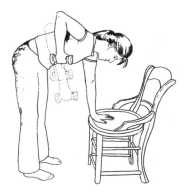

Nos inclinaremos hacia delante y apoyaremos la mano izquierda en el asiento de una silla. Con una mancuerna en la mano derecha, levantaremos la mano hasta el hombro y luego bajaremos el brazo hasta la posición recta. Realizaremos las reps en este lado y pasaremos luego al izquierdo.

Para los que empiezan: ejecutar entre dos y tres series de cuatro reps en cada lado. Llegar a tres series de ocho reps en cada lado.

Combinación en ejercicio de entrenamiento con pesas 6

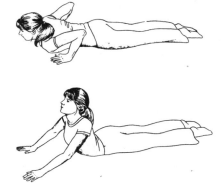

Nos tumbamos boca abajo, las piernas juntas y las manos a la altura de los hombros. Con las rodillas y las piernas contra el suelo, levantaremos la parte superior del cuerpo hasta que tengamos los brazos completamente extendidos sin flexionar los codos. Levantaremos un poco el mentón.

Para los que empiezan: realizar entre dos y tres series de dos reps. Llegar hasta tres series de diez reps.

Sentados en una silla, con pesas en los tobillos, levantaremos el pie derecho hasta que la rodilla quede recta. Mantendremos la posición mientras contamos hasta tres y bajaremos luego la pierna hasta que el pie toque el suelo. Realizar las reps y cambiar luego de pierna.

Para los que empiezan: ejecutar entre dos y tres series de cuatro reps en cada pierna. Llegar hasta tres series de ocho reps en cada pierna.

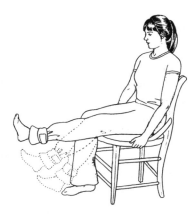

Recordemos que en cuanto alcancemos el objetivo debemos incrementar el peso de la mancuerna con la que trabajamos. Este es el desafío que plantea el entrenamiento con pesas: siempre hay un medio para mejorar.

UN PLAN DE EJERCICIOS QUE NO PARA

Incluso el programa de ejercicios mejor diseñado fallará si resulta difícil o incómodo seguirlo. El programa para estar en forma y eliminar las arrugas está pensado para que se adapte al estilo de vida normal. La mayoría de mis pacientes tiene que encontrar el equilibrio entre una serie de exigencias: el trabajo, la familia, los estudios, el entorno. Se trata de unos compromisos que requieren tiempo y energía. Nuestro programa de ejercicios está creado para que llegue a formar parte, de forma mecánica, de nuestra vida cotidiana y constituye una constante fuente de energía renovable. No entrenamos a nuestros pacientes para que se conviertan en atletas profesionales ni en guerreros de fin de semana. El ejercicio es un aspecto más del programa para la eliminación de las arrugas. Tiene como objetivo proporcionar un plan accesible y ameno que no abrume a nadie. Cada cual irá trabajando gradualmente para conseguir su récord personal. Pretendemos incrementar la fuerza y mejorar la salud por medio del ejercicio, con el objetivo de frenar los síntomas del envejecimiento y la inflamación.

PROGRAMA DE EJERCICIOS
PARA LA ELIMINACIÓN DE LAS ARRUGAS

Lunes

Calentamiento: 5 minutos.
Aeróbic: 20-30 minutos.
Enfriamiento: 5 minutos.

Martes

Calentamiento.
Entrenamiento con pesas: 30 minutos.
Enfriamiento: 5 minutos.

Miércoles

Calentamiento: 5 minutos.
Aeróbic: 20 a 30 minutos.
Enfriamiento: 5 minutos.

Jueves

Calentamiento: 5 minutos.
Entrenamiento con pesas: 30 minutos.
Enfriamiento: 5 minutos.

Viernes

Calentamiento: 5 minutos.
Aeróbic: 20 a 30 minutos.
Enfriamiento: 5 minutos.

Sábado

Calentamiento: 5 minutos.
Entrenamiento con pesas: 30 minutos.
Enfriamiento: 5 minutos.

Capítulo 7
EL PROGRAMA PERRICONE DE 28 DÍAS PARA LA ELIMINACIÓN DE LAS ARRUGAS

El lector posee ya toda la información necesaria para abordar el programa de 28 días. Una vez ha aprendido lo básico sobre nutrición, complementos, cuidado de la piel y ejercicios, ha de incorporarlos a su vida diaria para rejuvenecer el cuerpo y la mente. Comprendemos ya las razones científicas básicas en las que se centran los distintos aspectos del programa. En este capítulo encontraremos un plan de día en día, fácil de seguir, que consolidará los cuatro aspectos del programa.

Tras haber seguido el programa Perricone para la eliminación de las arrugas durante 28 días veremos y notaremos los cambios que se nos han explicado y se han mostrado en las fotografías de este libro. El éxito de mis pacientes me ha demostrado que se trata de un plan viable, que no implica grandes desafíos. En unos días, quien lo siga poseerá ya tanta energía que habrá decidido que el programa para la eliminación de las arrugas ha de convertirse en su estilo de vida.

NUESTRO ESTILO DE VIDA

Sin duda, la importancia del estilo de vida propio es un punto clave para cualquier programa antienvejecimiento. Nuestra actitud, la forma en que nos planteamos la vida cotidiana, tienen mucho que ver en nuestra forma de envejecer.

La hormona de la muerte

Entre todas las fuerzas destructivas, proinflamatorias y estimulantes del envejecimiento que he observado como médico no hay ninguna que pueda compararse con la tensión. La tensión provoca una serie de cambios hormonales en nuestro cuerpo que alteran rápidamente la función celular en nuestros órganos vitales. No ha de sorprendernos, pues, que estos efectos se reflejen en la apariencia de nuestra piel.

Puesto que las hormonas ejercen un papel tan importante a la hora de sentirnos jóvenes y llenos de vida y para que nuestro aspecto lo transmita, deseamos evitar todo lo que provoque unos cambios hormonales negativos. En realidad, al hacernos mayores, descienden todos nuestros niveles hormonales. Se produce una disminución de hormonas sexuales, que son las que nos proporcionan la libido, la masa muscular y las características sexuales secundarias. Se da también una disminución en la hormona del crecimiento, como hemos comentado anteriormente, que desempeña un papel crítico como determinante de la masa muscular, la densidad ósea, la salud del sistema inmunológico, el grosor de la piel y la capacidad mental. Incluso podemos observar cambios en las hormonas producidas por la glándula tiroides, que afectan al metabolismo.

EL CAFÉ Y EL CORTISOL

Se ha demostrado que tan sólo dos tazas de café al día incrementan los niveles de cortisol, la hormona de la tensión. Un aumento de esta hormona puede desencadenar efectos negativos en el sistema inmunológico, en las células del cerebro, en el metabolismo del azúcar y el aumento de peso. Por otro lado, se ha comentado que el café incrementa la grasa corporal. Si bien no queda claro por qué razón el café contribuye en el aumento de peso, determinados estudios clínicos han demostrado que si se reduce la ingestión de café, desciende la grasa corporal. Los bebedores de café que optan por el té, especialmente por el té verde, descubren que esta infusión tiene unos efectos opuestos y que les ayuda a perder peso.

El cortisol es una hormona que aumenta cuando nos hacemos mayores. Todo el mundo conoce el cortisol, pues un derivado de este, la cortisona, se utiliza en medicamentos tópicos y sistémicos que llevan años formando parte del arsenal farmacológico. El cortisol es básico; ayuda a nuestros sistemas internos a mantener la estabilidad y el equilibrio cuando se viven procesos graves de tensión, como el miedo, el trauma físico y el agotamiento físico extremo. En largos periodos de tensión, cuando hace más falta, el cuerpo produce la cantidad necesaria de cortisol para combatir la citada tensión. Sin embargo, se plantea el problema cuando aparece el cortisol durante largos periodos de tiempo y en cantidades excesivas. Si medimos los niveles de cortisol de una persona joven que vive bajo tensión, comprobaremos que aumentan con rapidez, pero también veremos que pueden descender hasta niveles normales en unas horas cuando cede la tensión. En cambio si medimos los niveles de cortisol de las personas mayores, veremos que los niveles alcanzados con rapidez en el periodo de tensión no suelen volver a la normalidad hasta pasados unos días. Teniendo en cuenta que los niveles de cortisol siguen aumentando con la edad, una persona de sesenta y cinco años posee unos niveles de cortisol en circulación por su sistema muchísimo más elevados que una de veinticinco años.

El cortisol resulta tóxico cuando en nuestro sistema circulan grandes cantidades durante prolongados periodos de tiempo. Nuestras células cerebrales, o neuronas, son muy sensibles a los efectos del cortisol. Cuando el cortisol circula a un elevado nivel, causa la muerte de las células del cerebro. Por ello se asocia la reducción del cerebro a la senilidad en la vejez. Una cantidad excesiva de cortisol puede destruir el sistema inmunológico, reducir el cerebro y otros órganos vitales, disminuir la masa muscular y llevasr a una disminución del grosor de la piel, lo que se traduce en una prominencia de los vasos sanguíneos. En el campo del antienvejecimiento, el cortisol se denomina la hormona de la muerte, pues se relaciona con la vejez y la enfermedad. Al aumentar los niveles de cortisol, sube el azúcar de la sangre y, como consecuencia, se produce un incremento de insulina. Esto provoca inflamación, aumenta el almacenamiento de grasa, predispone el cuerpo a la hipertensión y acelera el envejecimiento.

El sueño: las horas que rejuvenecen

Tras una noche de sueño reparador, nos despertarnos como nuevos, con un aspecto joven y radiante. Después de una noche así, ¿quién no piensa que el mundo es mejor? Un vistazo al espejo nos indicará que nuestro rostro presenta menos arrugas que antes. La hinchazón de los ojos ha bajado y el cutis muestra la luminosidad que siempre se asocia a la salud. Dormir lo suficiente es básico para el régimen antienvejecimiento, ya que, al dormir, nuestras células llevan a cabo un proceso de reparación. Cuando observamos los parámetros de la hormona durante el sueño, descubrimos que el sueño anula los efectos negativos del cortisol y de los neurotransmisores «malos», como la epinefrina y la norepinefrina, cuyos niveles pueden aumentar durante la tensión. La hormona del crecimiento se libera durante el sueño, y la hormona del crecimiento es la hormona de la juventud. Una noche nefasta, sin sueño, trae como consecuencia la elevación de los niveles de cortisol, el ansia por tomar hidratos de carbono y el aumento de peso.

Una noche de sueño reparador estimula la capacidad cognoscitiva. Al día siguiente descubrimos que reflexionamos con más claridad, resolvemos mejor los problemas y nuestra memoria responde mucho más que después de una noche de insomnio. En el ciclo del sueño, nuestro cuerpo emite una hormona llamada melatonina, que tiene efectos positivos sobre la piel y sobre el sistema inmunológico.

Dado que el sueño es tan importante para el régimen antienvejecimiento, es esencial que hagamos lo que esté en nuestra mano para mejorar dicha experiencia. Alguna copa de alcohol por la noche en principio puede amodorrarnos, pero los científicos han demostrado que tras la somnolencia inicial, el alcohol desencadena un estallido de norepinefrina en nuestro sistema. Se trata de una de las hormonas que aumenta con la excitación o la tensión, la causante de que nos despertemos a las tres o a las cuatro de la madrugada el día en que hemos tomado alcohol por la noche. Unas horas después de tomar alcohol, se produce el desencademaniento de la norepinefrina, que nos devuelve al estado consciente. También es importante evitar la cafeína a última hora de la tarde y por la noche, pues esta sustancia también puede alterar las pautas del sueño. Además, hay que evitar tomar antes de ir a dormir alimentos que provoquen un rápido incremento del azúcar en la sangre, pues el proceso obstaculizará la producción de la hormona del crecimiento y nos arrebatará esta hormona tan importante para el antienvejecimiento.

Recomendaría al lector que antes de ir a la cama dedicara un tiempo a la meditación. El dormitorio no debería convertirse en lugar de discusiones emocionales de ningún tipo. Tendríamos que convertir esta habitación en nuestro remanso de paz y tranquilidad. Aprovecharemos la oportunidad para quitarnos de la cabeza todos los detalles del día, los buenos y los malos, o para rezar, si somos creyentes. En los planes diarios que presentamos a continuación, indicaremos el espacio reservado a la meditación con el siguiente distintivo:

No recomiendo el consumo de productos farmacológicos para conciliar el sueño, aunque entre medio miligramo y un miligramo de melatonina media hora antes de ir a la cama puede ayudar en este sentido. Contribuirá también el programa de ejercicios diario. Dormiremos más profundamente si realizamos ejercicios diarios que si llevamos una vida sedentaria.

Antes de empezar

Antes de empezar con nuestro programa antiinflamatorio y antienvejecimiento, deberemos aprovisionarnos de los alimentos que se ha demostrado que quitan años a nuestro rostro y a nuestro cuerpo. Son los mismos alimentos que mejoran nuestro estado de ánimo y mantienen el funcionamiento del sistema nervioso a unos niveles óptimos. Muchos de mis pacientes salen de la consulta llenos de entusiasmo, con una serie de hojas de instrucciones en la mano. En la visita siguiente admiten que no han seguido del todo la dieta porque no tenían en casa los productos adecuados. Este era el caso de Emily.

Emily acudió a mi consulta con un exceso de peso de siete kilos. Además de rejuvenecer su piel, deseaba perder peso. Estaba a punto de cumplir los cuarenta y se la veía impaciente por empezar una nueva vida. Tenía unas finas arrugas alrededor de los ojos y sobre el labio superior. Su mandíbula presentaba poca definición, se le notaban ya una papada incipiente y unos profundos pliegues destacaban entre la nariz y las comisuras de los labios (los pliegues nasolabiales). Enseguida vi cómo podíamos empezar a mejorar su aspecto.

En cuanto hubiéramos establecido los programas de alimentación y complementos, junto con la aplicación de lociones con alto contenido en DMAE, Emily podría tonificar los músculos y alisar los pliegues, recuperar la definición de la mandíbula y el mentón y suavizar las pequeñas arrugas de encima del labio superior. Con el programa desaparecería también la incipiente papada.

Comenté a Emily que si seguía la dieta, sustituía el café por té e incorporaba el ejercicio a su rutina diaria perdería aquellos siete kilos. Muy motivada, Emily prometió seguir la dieta y salió de la consulta con grandes esperanzas. No obstante, una semana más tarde llamó desesperada. Contó que llegaba a su casa hambrienta después del trabajo, se precipitaba hacia la nevera y se comía una pizza fría o un helado mientras miraba qué tenia en casa que se ajustara al programa antiarrugas. Sin duda necesitaba que le echaran una mano para empezar.

Nos sentamos tranquilamente, confeccioné una lista para Emily y le advertí que, para conseguirlo, de entrada tenía que invertir unas horas en la preparación y la planificación.

Fase I Preparación: La comida

Para evitar las tentaciones y el caer en las consabidas trampas en la dieta, aconsejé a Emily que hiciera una limpieza de la cocina: que eliminara de ella todos los alimentos responsables de los kilos de más, de las arrugas y la falta de tersura en la piel. El mismo consejo que doy al lector.

Vaciar la cocina

Nos procuraremos unas cajas de cartón y unas bolsas de la basura grandes. Tenemos que estar dispuestos a tirar a la basura paquetes y botes abiertos de alimentos que estimulan la inflamación. Podemos entregar las cajas y los botes sin abrir a alguna institución benéfica. Vamos a empezar por el frigorífico. Recogeremos de él las mermeladas, gelatinas y condimentos que contienen azúcar, así como los alimentos conservados en sal, como pepinillos, guarniciones, salsa de arándanos, chutneys y jarabes. Tiraremos todas las botellas y latas de zumos de frutas y de refrescos. Pasaremos luego al congelador. Nos desharemos de los alimentos preparados, incluso de los que se llaman de régimen o «sanos», con alto contenido en hidratos de carbono y transgrasas, altamente glicémicos, y con alto contenido en sodio. Conociendo las debilidades de Emily, insistí en que no olvidara los helados, las tartas de queso, la pasta para elaborar galletas y la bandeja extra de lasaña que guardaba para casos de emergencia. Una vez limpio, colocaremos en el congelador pescado fresco con un buen envoltorio. Los expertos en salmón afirman que el salmón de Alaska congelado mantiene un sabor excelente durante meses.

¿Y mi familia qué?

Algunos de mis pacientes se niegan a vaciar los armarios y la nevera e intentan convencerme de que tienen que guardar helado y patatas fritas para su pareja o sus hijos. No es verdad. Los alimentos que eliminamos de nuestra vida no son saludables para nadie. Los niños necesitan y tienen que tomar productos lácteos, y yo no soy partidario de los descremados para nadie, y mucho menos para los niños. Estos tienen que consumir más hidratos de carbono sanos con bajo contenido glicémico de los que recomiendo a los adultos. En cambio los pasteles, las galletas, los helados y los refrescos son tan malos para los pequeños como para los mayores. Lo mejor que podemos hacer para la familia es ayudarles a comer los alimentos que han de protegerles contra las debilitantes enfermedades crónicas. Incluso los niños corren el riesgo de contraer diabetes a causa de las dietas inadecuadas, con un exceso de hidratos de carbono y alto contenido glicémico.

Después tiraremos las transgrasas. Estas incluyen la margarina, la manteca y las cremas de cacahuete hechas con aceites vegetales parcialmente hidrogenados. Comprobemos cuidadosamente las etiquetas, porque muchos productos contienen aceites vegetales hidrogenados parcialmente ocultos. Los quesos que recomiendo —e incluso estos se deben usar con moderación— son los quesos duros (como el parmesano y el romano) y pequeñas cantidades de feta utilizadas para dar sabor a las ensaladas.

Si tenemos sobras de pollo frito, comida china, fiambre de cerdo o bacon, también lo tiraremos. Los fiambres de cerdo y el tocino normalmente contienen nitratos y otros ingredientes indeseables. Podemos encontrar jamón de pavo sin nitratos en la parte de congelados de las tiendas de alimentación sana (¡y además es delicioso!).

Seguiremos por los armarios de la cocina y la despensa, donde a buen seguro tendremos guardadas como mínimo seis cajas distintas de cereales empezadas, del estilo «sano» que no tiene nada de sano. Nos desprenderemos de todos los cereales a excepción de los copos de avena de los de antes, que hay que hervir lentamente. Sacaremos también todo lo que contenga arroz, harina, azúcar, pasta, puré de patatas instantáneo, galletas saladas, harina de galleta, preparados para hacer pasteles, postres de gelatina y flanes. Pasaremos luego al pan, panecillos, bollos y pita: todo a la calle.

Y no olvidemos las latas y el café, el normal y el instantáneo. Hay que desprenderse del jamón, las salchichas de frankfurt, la pasta y las salsas. Lo mismo haremos con las sopas de lata, con un alto contenido en sodio y a menudo una gran variedad de ingredientes perjudiciales para la salud, por ejemplo, el glutamato monosódico. Leeremos con detención las etiquetas de estas latas. Hay que deshacerse de las botellas y latas de zumo (excepto el de tomate y el V8 bajo en sodio) y todos los aceites (excepto el aceite de oliva virgen extra). Nos acercaremos a una tienda de alimentación sana y compraremos sopas en conserva con ingredientes de cultivo ecológico y bajo contenido en sodio.

Por último, aunque no sea lo menos importante, haremos desaparecer el resto de azúcares. Eso significa eliminar, además del azúcar blanco refinado, el azúcar moreno, el azúcar glas, el jarabe de chocolate, la melaza y la miel. Si bien la miel es un alimento «natural», es puro azúcar y, por consiguiente, estimula una respuesta inflamatoria. Echaremos una última ojeada para comprobar si nos ha quedado algún producto con alto contenido en azúcar, como los preparados para mezclar con agua, el chocolate para hacer a la taza, el café con distintos aromas y los productos para el aperitivo, incluyendo patatas fritas, galletas saladas, chips de maíz, pastel de arroz y palomitas.

El reaprovisionamiento de la cocina con el objetivo antienvejecimiento

Aconsejo a mis pacientes que hagan sus compras en las tiendas de alimentación sana siempre que les sea posible. A pesar de que allí pueden encontrarse un sinfín de alimentos de características proinflamatorias, por ejemplo, una cantidad impresionante de panes, cereales, y chips, suele ser el mejor lugar para adquirir productos de cultivo biológico y alimentos envasados con menos aditivos. Hoy en día los supermercados empiezan a distribuir también productos biológicos. Si adquirimos alimentos envasados en otras partes, comprobaremos la etiqueta para ver su contenido específico en azúcar y sodio. Podemos comprar huevos biológicos puestos por gallinas que siguen una dieta vegetal con alto contenido en ácidos grasos esenciales. Resulta imposible confeccionar una lista con todos los productos que pueden adquirirse, pero la que presentamos a continuación nos servirá como punto de partida.

No recomiendo a los adultos un gran consumo de productos lácteos. Considero aceptable, sin embargo, el yogur natural y el requesón semidescremado. Podemos añadir también unas cucharadas de leche descremada o semidescremada al café o al té.

Proteínas recomendadas

- Pechuga de pollo sin piel ni hueso.
- Pechuga de pavo para hacer a la parrilla.
- Todos los pescados de la lista de las páginas 72-73.

Un comentario sobre el pescado

Deberíamos comprar siempre el pescado fresco y a ser posible, el día que decidimos comerlo. Con el congelado se altera el sabor y la textura del pescado. El frío intenso desgarra las células y confiere a esta carne una textura desagradable, acuosa, y un sabor a pasado. El pescado congelado comercialmente ha dado a este alimento su mala fama. Quien crea que no le gusta el pescado, es posible que se haya formado dicha opinión a raíz de comer filetes congelados. Todo el mundo notará una gran diferencia si consume pescado fresco.

Naturalmente, incluso los pescadores congelan su captura. Si tenemos que congelar el pescado, lo mejor será limpiarlo y secarlo, envolverlo primero con plástico y luego con papel de aluminio, y después guardarlo en una bolsa especial para congelador. Así lo mantendremos protegido durante un mes.

Los productos: el depósito de antioxidantes de la naturaleza

En una sola porción de fresas encontramos más de cuatrocientos bioflavonoides antiinflamatorios distintos, dos tronchos de brócoli proporcionan más del cien por cien del RDA de la vitamina A. Desde los espárragos hasta los calabacines, la fruta y la verdura fresca constituye una deliciosa y poderosa fuente de antioxidantes contra el envejecimiento, básicos para la salud y la longevidad.

Verduras y hortalizas recomendadas

- Aguacate.
- Ajo.
- Apio.
- Berenjena.
- Bróculi y grelos.
- Brote germinado de soja.
- Calabacín.
- Cebolla.
- Champiñones.
- Col rizada.
- Coles de Bruselas.
- Coliflor.
- Endivia.
- Escarola y otras lechugas de hoja verde oscuro.
- Espárragos.
- Espinacas.
- Jengibre (fresco).
- Lechuga.
- Pepino.
- Pimientos (verdes, naranja, lila, rojos y amarillos).
- Rúcula.
- Tomates.

Un cuenco de sopa humeante puede resultar un alimento rico en antioxidantes y nutrientes. En cada cucharada podemos conseguir nutrientes hidrosolubles, como la vitamina C, el calcio y el magnesio, que perderían sus virtudes en una larga cocción. Recordemos que en el programa para la eliminación de las arrugas no hay que consumir sopas con hidratos de carbono con alto contenido glicémico, como la pasta o las patatas. En el Apéndice A incluimos algunas recetas de sopas. Si no disponemos de tiempo para prepararlas y congelarlas en pequeñas porciones, recurriremos a las envasadas, aunque leyendo con cuidado las etiquetas para evitar el azúcar y un exceso de sal.

Frutas recomendadas

- Ciruelas.
- Cítricos (sobre todo limones para añadir sabor).
- Frutas del bosque (moras, arándanos, frambuesas, fresas).
- Manzanas.
- Melocotones.
- Melón cantaloupe.
- Melón de pulpa verdosa.
- Peras .

Legumbres y cereales recomendados

- Cebada (integral, para sopas).
- Copos de avena (de los de antes, de moltura tosca).
- Legumbres (incluyendo frijoles, garbanzos, judías, lentejas, judías blancas, pintas y soja: importante fuentes de fibra y proteína).

Alimentos envasados recomendados

- Aceitunas.
- Atún en agua.
- Caldo de pollo (sin sal).
- Legumbres (frijoles, garbanzos, judías, lentejas, judías blancas, pintas y soja).
- Salmón de Alaska (no procedente de piscifactoría) envasado en agua
- Sardinas en aceite de oliva.

Condimentos recomendados

- Aceite de oliva virgen extra.
- Mostazas (granuladas y finas, sin miel).

Alimentos congelados recomendados

- Vegetales congelados rápidos sin aditivos (para emergencias sólo se pueden usar en sopas y en salteados con poco aceite).

Bebidas recomendadas

- Té verde (caliente o helado)
- Agua mineral (compraremos garrafas para utilizar en casa y relle-
nar las botellas que llevamos siempre encima)

El agua es un componente importantísimo en el plan Perricone.
Cuando veamos este distintivo:

sabremos que indica que hay que tomar agua.

Plantas aromáticas y especias

Las plantas y especias nos proporcionan estimulantes sabores, aunque
debemos leer con detención las etiquetas del envoltorio. Algunas, como
la sal de ajo o la sal de cebolla, tienen un excesivo contenido en sodio.
Será mejor utilizar ajo, cebolla y chalote frescos como aliño. Otras,
como la mezcla de guindilla, contienen una cantidad excesiva de azúcar
y sal. En las tiendas de alimentación sana encontraremos especias y
plantas a granel, así podremos comprarlas en pequeñas cantidades para
poderlas tomar frescas. Muchas tiendas de alimentación venden una
amplia variedad de plantas frescas, que puede añadir un delicioso sabor
a nuestros platos.

Plantas recomendadas

- Albahaca.
- Eneldo.
- Laurel.
- Menta.
- Orégano.
- Romero.
- Tomillo.

Especias recomendadas

- Canela.
- Comino.
- Coriandro.
- Cúrcuma .
- Jengibre (fresco y molido).
- Pimentón.
- Pimiento rojo (seco).

FASE II PREPARACIÓN: LOS COMPLEMENTOS

Comprobaremos las fechas de caducidad de todas las vitaminas y tiraremos las caducadas. Revisaremos también las dosis para cerciorarnos de que se ajustan a las recomendaciones del plan. Debemos disponer de provisiones adecuadas de los complementos que recomendamos para el programa de la eliminación en la página 129 del capítulo 4.

Seguiremos la planificación diaria en los complementos y guardaremos juntas las vitaminas de una semana. Como hemos mencionado antes, puede utilizarse un distribuidor de píldoras semanales o bien unos sobrecitos en los que escribiremos «desayuno», «almuerzo» y «noche» o bien optaremos por los paquetes de vitaminas ya preparados que se recomiendan en el Apéndice B. Con un poco de preparación, llegaremos a incluir los complementos en la rutina diaria y nuestro cuerpo dispondrá de los nutrientes esenciales.

Hay que tomar siempre las píldoras con un gran vaso de agua (como mínimo 225 centilitros). Un indicativo del complemento:

aparece en el plan diario siempre que haya que tomar complementos.

FASE III PREPARACIÓN: LOS PRODUCTOS TÓPICOS

Quitaremos de los estantes del cuarto de baño y de la cómoda los limpiadores, exfoliantes y astringentes faciales, así como las cremas antiguas y los filtros solares caducados.

Acudiremos a la farmacia, a unos grandes almacenes, a una tienda especializada en cosmética o a Internet para buscar los productos para el cuidado de la piel que necesitamos para combatir la inflamación y recuperar el brillo juvenil de la piel.

Escogeremos lo adecuado para el color de nuestra piel, seleccionando entre los productos recomendados en el cuadro de la página 167. En la planificación diaria encontraremos un distintivo que nos recordará que debemos seguir el programa para el cuidado de la piel. Ese es el distintivo:

FASE IV PREPARACIÓN: EQUIPO PARA LOS EJERCICIOS

Nos cercioraremos de que la ropa que usamos sea cómoda y holgada, los zapatos para correr, de calidad, y los calcetines para las sesiones, de doble fondo. También nos harán falta unas mancuernas. Si es la primera vez que hacemos entrenamiento con pesas, empezaremos con las de kilo. Si ya lo hemos hecho antes, sabremos nuestro nivel. Nos procuraremos asimismo pesas de kilo para los tobillos. La almohadilla de ejercicios es opcional, pero es práctico tenerla.

Nos reservaremos todos los días media hora, en el momento que nos parezca más adecuado, para la sesión de ejercicios de aeróbic y de entrenamiento con pesas. Y como no queremos que esta sesión nos lleve a ningún tipo de tensión, lo mejor será calcular entre cinco y diez minutos más para el calentamiento y el enfriamiento. En el programa encontraremos el tipo de ejercicio que debemos realizar cada día. Lo llevaremos a cabo a una hora distinta todos los días si es que nos apetece. De todas formas, para los que empiezan, creo que es una buena idea escoger un horario regular para que el ejercicio forme parte de la rutina. De otro modo, podemos considerar que estamos demasiado atareados para hacerlo encajar todo. Si reservamos un periodo de tiempo cada día de los veintiocho del programa, al cabo de poco tiempo habremos comprobado un cambio tan radical en nuestro aspecto y estado de ánimo que desearemos que llegue el momento de practicar los ejercicios: estos se habrán convertido en un tiempo tranquilizador y de nueva carga energética para el cuerpo.

FASE V PREPARACIÓN: EL DIARIO

A muchos de mis pacientes les ha ayudado llevar un diario en el que marcar los avances. Algunos desean anotar en él sus reacciones, sensaciones y también los resultados más tangibles, como por ejemplo, el peso diario, la mejora en la piel y el aumento de energía. Cada vez que sintamos la tentación de abandonar el programa, cogeremos el diario y escribiremos lo que sentimos, si una determinada sensación o situación nos produce ansia de comer algo determinado, si deseamos saltarnos los ejercicios o no nos apetece tomar los complementos. Si somos conscientes de los momentos, lugares y sensaciones que nos tientan para que nos apartemos del objetivo, sabremos como superar la tentación. Al ver los avances nos sentiremos inspirados para seguir adelante. El diario reflejará hasta qué punto el programa de 28 días para la eliminación de las arrugas ha cambiado nuestra vida y esto nos animará a no dejarlo. No hay nada como el progreso palpable para mantener la motivación que nos lleva a las alternativas correctas para la salud y la belleza globales.

EL PROGRAMA DE 28 DÍAS PARA LA ELIMINACIÓN DE LAS ARRUGAS

En las páginas siguientes incluimos unos planes diarios para dos semanas, que engloban menús, horarios para los complementos y el cuidado de la piel, así como ejercicio. Cuando hayamos acabado las dos primeras semanas, repetiremos los planes diarios desde el principio y así completaremos el programa de cuatro semanas. En alguno de los menús, las porciones de proteínas no son inamovibles (por ejemplo, de 85 a 175 gramos). Las personas más corpulentas, las que poseen más masa muscular y/o desarrollan más actividad física optarán por las cantidades superiores. Una cantidad menor de proteína resultaría adecuada, por ejemplo, para una mujer que lleva una vida sedentaria, mide 1,70 m y pesa 58 kilos.

Un *asterisco* junto a un elemento del menú indica que puede encontrarse la receta en el *Apéndice A*. Las recetas que se incluyen son sencillas, rápidas y sabrosas, y exigen una preparación mínima. Hemos incluido también algunas deliciosas formas de preparar las proteínas utilizando recetas muy fáciles para pescado y pollo.

¡PRIMERO LAS PROTEÍNAS!

Hay que recordar siempre que en todas las comidas tomaremos primero las proteínas. Puede parecernos raro tomar el pescado antes que la sopa, pero con ello nos sabremos que evitamos una respuesta glicémica.

PRIMERA SEMANA

Día 1: Lunes

Ejercicio del día: aeróbic.
Despertar.

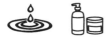

Desayuno

- 85-115 gramos de salmón ahumado de Nueva Escocia.
- 120 gramos de copos de avena preparados a fuego lento con 2 cucharadas de arándanos.

- 1 cucharadita de almendras troceadas.
- Té verde o agua.

Almuerzo

- Una hamburguesa de pavo a la parrilla de 115-175 gramos (sin panecillo).
- Lechuga y tomate.
- 120 gramos de ensalada de tres legumbres.*
- 250 cl de agua o té verde.

Merienda

- 50 gramos de pavo o pechuga de pollo en lonchas.
- 4 avellanas.
- 4 tallos de apio.

Cena

- 115-175 gramos de salmón a la parrilla.
- 225 cl de sopa de lentejas.
- Ensalada verde variada aliñada con aceite de oliva y zumo de limón.
- 125 gramos de espinacas al vapor.
- Agua fría o té verde.

Colación

- •. 1 huevo duro.
- • 3 tronchos de apio.
- • 3 tiras de pimiento rojo.
- • 3 aceitunas verdes.

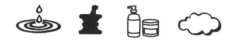

Día 2: Martes

Ejercicio del día: entrenamiento con pesas.
Despertar.

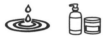

Desayuno

- • Tortilla hecha con tres claras y una yema.
- • Tomate cortado en rodajas.
- • 125 gramos de arándanos.
- • Té o agua.

Comida

- • 85-170 gramos de salmón ahumado o a la parrilla.
- • Ensalada verde con tomate, pepino, cebolla y dos cucharadas de garbanzos, aliñada con aceite de oliva, zumo de limón y ajo.

Merienda

- 120 gramos de requesón semidescremado.
- 4 aceitunas negras pequeñas.
- 4 hojas de endivia.

Cena

- 115-170 gramos de halibut al horno o a la parrilla.
- 225 cl de sopa de verduras con pollo.*
- Ensalada de lechuga, aguacate troceado, tomate, cebolla tierna y apio, aliñada con aceite de oliva y zumo de limón.

Colación

- 60 gramos de pechuga de pavo asado en lonchas.
- 6 almendras enteras.
- un trozo de melón de pulpa verde de 5 centímetros.

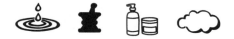

Día 3: Miércoles

Ejercicio del día: aerçobic.
Despertar.

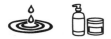

Desayuno

- 2 lonchas de jamón de pavo.
- 175 gramos de yogur natural.

- 120 gramos de fresas.
- 3 avellanas.
- Té o agua.

Comida

- 85-115 gramos de atún conservado en agua.
- 240 gramos de tomate y pepino a rodajas.
- 120 gramos de ensalada de judías.

Merienda

- 60 gramos de pechuga de pavo en lonchas.
- 4 almendras.
- 1 pera pequeña.

Cena

- 115-170 gramos de filete de salmón a la parrilla (asaremos 225 gramos y guardaremos 60 gramos para la colación de mañana).
- 75 gramos de judías verdes.
- Ensalada de espinacas con champiñones, cebolla roja y 75 gramos de garbanzos, aliñada con aceite de oliva y zumo de limón.

Colación

- 60 gramos de pechuga de pollo a la parrilla.*
- 75 gramos de coliflor cruda.
- 4 aceitunas negras.

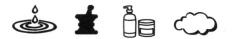

Día 4: Jueves

Ejercicio del día: entrenamiento con pesas.
Despertar.

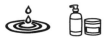

Desayuno

- 1 loncha de bacon magro o 2 lonchas de jamón de pavo.
- 2 claras y 1 yema de huevos escalfados.
- 120 gramos de copos de avena cocidos.
- 120 gramos de arándanos.
- Té verde o negro.

Comida

- 115 gramos de ensalada de pollo asado (con eneldo fresco, cebolla roja picada, ajo y aceite de oliva).
- 120 gramos de brócoli al vapor.
- 120 gramos de fresas.
- Té verde o agua.

Merienda

- 2 lonchas de pechuga de pavo asado.
- 4 tomates «cherry».
- 4 almendras.

Cena

- 170 gramos de lenguado, bacalao o abadejo en filetes, a la parrilla (prepararemos 225 gramos y guardaremos 60 para la colación de mañana).
- 8 Coles de Bruselas con manzana asadas al horno.*
- Ensalada de lechuga con 60 gramos de garbanzos, aliñada con aceite de oliva, ajo y zumo de limón.

Colación

- 60 gramos de salmón.
- 2 cucharadas de ensalada cubana con frijoles.*

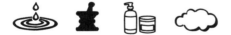

Día 5: Viernes

Ejercicio del día: aeróbic.
Despertar.

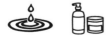

Desayuno

- 115 gramos de salmón ahumado.
- 120 gramos de copos de avena hervidos a fuego lento con canela.
- 2 cucharadas de almendras troceadas.
- 1 trozo de melón cantaloupe de 5 centímetros.
- Té o agua.

Comida

- 115 gramos de ensalada de salmón (filete de salmón en dados o salmón de lata aliñado con zumo de limón, aceite de oliva y eneldo).
- Unas hojas de lechuga.
- 125 cl de sopa de lentejas.
- Agua o té verde.

Merienda

- 2 lonchas de pavo.
- 120 gramos de fresas.
- 4 avellanas.

Cena

- 1 pechuga de pollo (sin piel).
- 120 gramos de calabacín a la parrilla.
- 120 gramos de ensalada de tres legumbres.*

Colación

- 60 gramos de filete de lenguado, bacalao o abadejo frío.
- 3 nueces de macadamia.
- 3 tomates «cherry».

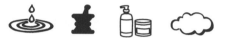

Día 6: Sábado

Ejercicio del día: entrenamiento con pesas.
Despertar.

Desayuno

- Tortilla con tres claras, una yema, champiñón a láminas y un poco de espinacas.
- 1 loncha de bacon magro o de jamón de pavo.
- 1 trozo de melón de pulpa verde de 5 cm.
- Té o agua.

Comida

- 115-170 gramos de salmón a la parrilla.
- Ensalada Cesar sin «croutons».
- 1/2 manzana.

Merienda

- 1 huevo duro.
- 120 gramos de fresas laminadas.
- 3 almendras.

Cena

- 115-170 gramos de halibut a la parrilla.
- Ensalada griega con lechuga, 3 aceitunas negras, 25 gramos de queso feta, 1/2 pepino, 4 tomates «cherry», aliñada con aceite de oliva, zumo de limón y una pizca de orégano.
- Espárragos al vapor o a la parrilla.*
- 1 trozo de melón cantaloupe de 5 cm.

Colación

- 2 lonchas de pechuga de pavo o pollo asadas.
- 4 nueces de macadamia.
- 1 melocotón o nectarina pequeños.

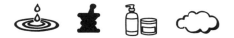

Día 7: Domingo

Ejercicio del día: relajación.
Despertar.

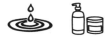

Desayuno

- 85-170 gramos de salmón a la parrilla.
- 120 gramos de copos de avena hervidos a fuego lento.
- 1 trozo de melón cantaloupe de 5 cm.
- Té o agua.

Comida

- Ensalada de cangrejo preparada con una lata de 170 gramos de carne de cangrejo, 1 chalote picado, 1 troncho de apio picado, aliñada con 75 gramos de yogur y el zumo de medio limón y servida en el interior de medio aguacate.
- 225 gramos de fresas.
- Agua o té verde.

Merienda

- 120 gramos de requesón.
- 4 almendras.
- 1 manzana.

Cena

- Pechuga de pollo a la parrilla.
- 200 gramos de champiñones asados o salteados y calabacín salteado o calabaza.*

- Ensalada de lechuga, tomates troceados, albahaca fresca con 25 gramos de queso parmesano rayado, aliñada con aceite de oliva y zumo de limón al gusto.
- 120 gramos de frutas del bosque frescos.

Colación

- 2 lonchas de pechuga de pavo.
- 3 aceitunas.
- 1 pera.

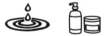

SEGUNDA SEMANA

Día 8: Lunes

Ejercicio del día: aeróbic.
Despertar.

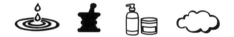

Desayuno

- 2 lonchas de bacon magro, jamón o jamón de pavo.
- 120 gramos de requesón semidescremado.
- 120 gramos de arándanos.
- Té o agua.

Almuerzo

- Una lata de 85-115 gramos de atún en conserva con agua.
- 120 cl de sopa de lentejas.
- Ensalada de lechuga con tomate y cebolla roja picados, aliñada con aceite de oliva y limón.
- Té.

Merienda

- 60 gramos de salmón ahumado.
- 1 trozo de melón cantaloupe de 5 cm.

Cena

- 170 gramos de vieiras con ajo y perejil* y 120 gramos de garbanzos.
- 120 gramos de judías verdes hervidas.
- Agua o té verde.

Colación

- •. 2 lonchas de pechuga de pavo.
- 4 aceitunas verdes.
- 1 manzana.

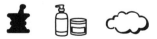

Día 9: Martes

Ejercicio del día: entrenamiento con pesas.
Despertar.

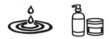

Desayuno

- Tortilla con 3 o 4 claras de huevo y una yema (pueden añadírsele champiñones en rodajas).
- 120 gramos de copos de avena.
- 3 avellanas.
- Té o agua.

Comida

- Ensalada de vieiras (60 gramos de vieiras de la noche anterior) aliñada con aceite de oliva, zumo de limón, cebolla roja picada y eneldo.
- 120 gramos de ensalada de tres legumbres.*
- Agua o té verde.

Merienda

- 60 gramos de salmón ahumado.
- 4 aceitunas negras.
- 3 hojas de endivia.

Cena

- 170 gramos de salmón a la parrilla.
- 125 cl de sopa cubana con frijoles.*
- Ensalada de lechuga, aliñada con aceite de oliva y zumo de limón
- 120 gramos de frutas del bosque.
- Agua o té verde.

Colación

- 120 gramos de requesón.
- 120 gramos de fresas.
- 4 nueces de macadamia.

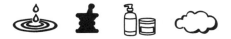

Día 10: Miércoles

Ejercicio del día: aeróbic.
Despertar.

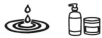

Desayuno

- 2 lonchas de jamón de pavo.
- 175 gramos de yogur natural.
- 120 gramos de fresas.
- 3 almendras.
- Té o agua.

Comida

- 115-170 gramos de pollo a la parrilla.
- 125 cl de sopa de verduras y cebada.
- Gran ensalada verde con tomates troceados.
- 1 trozo de melón cantaloupe de 5 cm.
- Agua o té verde.

Merienda

- 1 huevo duro.
- 1 trozo de melón cantaloupe de 5 cm.
- 4 almendras.

Cena

- 175 gramos de filete de platija a la parrilla.
- Ensalada tricolor (rúcula, achicoria y endivias) con 120 gramos de alubias o soja, aliñada con aceite de oliva y zumo de limón.
- Espinacas salteadas.*
- Agua o té.

Colación

- 2 lonchas de pechuga de pollo o pavo.
- 4 nueces de macadamia.
- 1 melocotón pequeño.

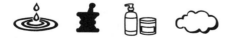

Día 11: Jueves

Ejercicio del día: entrenamiento con pesas.
Despertar.

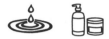

Desayuno

- 115 gramos de salmón ahumado.
- 85 gramos de yogur natural.
- 1 rodaja de tomate.
- 75 gramos de melón cantaloupe.
- Té o agua.

Comida

- 170 gramos de carne de cangrejo en lata aliñada con una cucharada de mayonesa.
- 120 cl de sopa de lentejas.
- Abundante ensalada de lechuga con aceite de oliva y limón al gusto.
- Té verde o agua.

Merienda

- 1 huevo duro.
- 4 tomates «cherry».
- 4 nueces de macadamia.

Cena

- 170 gramos de pechuga de pollo asada (asaremos 225 gramos y guardaremos 60 para el almuerzo de mañana).
- Guiso de almejas Manhattan.*
- 120 gramos de berenjena a la parrilla con rodajas de tomate encima y una cucharada de queso parmesano rallado.
- Agua o té verde.

Colación

- 120 gramos de requesón semidescremado.
- 120 gramos de arándanos.
- 4 avellanas.

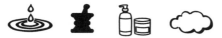

Día 12: Viernes

Ejercicio del día: aeróbic.
Despertar.

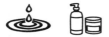

Desayuno

- Huevos revueltos (3 claras y 1 yema) con un poco de cebolla y pimiento verde picados.
- 2 lonchas de jamón de pavo.
- 1 trozo de melón cantaloupe de 5 centímetros.
- Té o agua.

Comida

- 85-140 gramos de ensalada de pollo (hecha con 60 gramos de pollo que guardamos la noche anterior mezclado con cebolla roja y apio picados y aliñada con una cucharada de aceite de oliva y zumo de limón) servida sobre un fondo de hojas de lechuga.
- Tomates a rodajas.
- 125 cl de sopa de verduras con pollo.*
- Agua o té verde.

Merienda

- 120 gramos de yogur natural.
- 120 gramos de arándanos.
- 1 cucharadita de almendras troceadas.

Cena

- 170 gramos de salmón a la parrilla.
- Ensalada de lechuga, aguacate y tomate, aliñada con aceite de oliva y zumo de limón.
- Pinchitos de calabacín y champiñones a la parrilla.
- Agua o té verde.

Colación

- 60 gramos de ensalada de atún (atún en conserva con agua mezclado con cebolla, apio, pimiento y mostaza o un poco de mayonesa si se desea).
- 4 almendras.
- 1 pera.

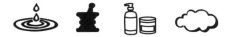

Día 13: Sábado

Ejercicio del día: aeróbic.
Despertar.

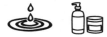

Desayuno

- 60-115 gramos de salmón ahumado.
- 120 gramos de yogur natural.
- 1 cucharada de nueces troceadas.
- 120 gramos de arándanos.
- Té o agua.

Comida

- Pechuga de pollo a la parrilla.*
- Ensalada verde con 120 gramos de judías blancas.
- Espárragos al vapor.
- Agua o té verde.

Merienda

- 1 huevo duro.
- 1 trozo de melón cantaloupe de 5 cm.
- 4 nueces de macadamia.

Cena

- 170 gramos de atún o bonito en un filete.
- 120 gramos de calabacín, berenjena y pimiento rojo o verde a la parrilla con un poco de aceite de oliva y una cucharada de queso parmesano.
- Salsa de tomate (a ser posible recién hecha).
- Agua o té verde.

Colación

- 2 lonchas de pechuga de pavo.
- 4 aceitunas verdes.
- 4 tomates «cherry».

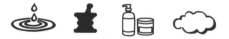

Día 14: Domingo

Ejercicio del día: relajación.
Despertar.

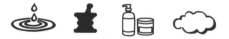

Desayuno

- Tortilla hecha con 3 o 4 claras de huevo, 1 yema y unos cuantos champiñones en láminas.
- 120 gramos de copos de avena hervidos a fuego lento.
- 1 cucharadita de almendras troceadas.
- 1 trozo de melón cantaloupe de 5 cm.
- Té o agua.

Comida

- 85-115 gramos de atún conservado en agua.
- Ensalada de lechuga con 120 gramos de judías blancas, 75 gramos de queso feta troceado, 4 tomates «cherry» y un poco de cebolla roja, aliñada con aceite de oliva y zumo de limón.
- Agua o té verde.

Merienda

- 1 loncha de pechuga de pavo.
- 4 avellanas.
- 1 trozo de melón cantaloupe de 5 cm.

Cena

- 4 gambas grandes, a la parrilla, a la plancha o al horno en pinchos con champiñones, cebollas y tomates «cherry».
- 125 cl de sopa cubana con frijoles.*
- Ensalada de lechuga, con aceite de oliva y zumo de limón.
- Agua o té verde.

Colación

- 75 gramos de requesón semidescremado.
- 4 almendras.
- 1/2 pera.

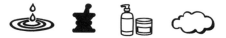

¡Felicidades! Ahora que hemos llegado al día catorce del programa Perricone para la eliminación de las arrugas seguro que nos sentimos estupendamente y nuestra piel está radiante. Lo que escriben mis pacientes en su diario al llegar aquí es terriblemente optimista, como espero lo será lo que anote el lector en el suyo. Cuando el programa para la eliminación de las arrugas ha empezado a ejercer su magia en nosotros deberíamos tener la suficiente confianza y el entusiasmo necesario para repetir las dos semanas que nos quedan a fin de completar el programa de 28 días. Y al llegar al último, lo habremos conseguido, estaremos ya en el camino de decir adiós para siempre a las arrugas.

Capítulo 8
EL FUTURO DE LA ETERNA JUVENTUD:
EL DESARROLLO DE LAS TECNOLOGÍAS

Empecé el libro explicando cómo los avances científicos en todos los terrenos consiguen alargar nuestras vidas. He expuesto mis descubrimientos en cuanto a la inflamación y mi trabajo en el campo de la restauración y conservación de la juventud en la piel. Yo mismo he creado el programa de 28 días para la eliminación de las arrugas para la salud y la belleza en nuestras vidas. Considero que deberíamos concluir esperando las nuevas tecnologías que se están desarrollando para combatir el envejecimiento.

Hoy en día se lleva a cabo una investigación de vanguardia en compuestos atrapadores, terapia mediante la luz, estimulación muscular eléctrica y química, ácido tetrónico, telomerasa, y emisiones de hormonas tímicas y de la hormona del crecimiento. Por otra parte, sigo investigando nuevas formas de proporcionar nutrientes y medicación al cuerpo por vía transdérmica. Estamos en el umbral de un nuevo mundo en cuanto a tratamientos para evitar el envejecimiento. En los próximos años el lector leerá, oirá hablar y utilizará estas nuevas y revolucionarias tecnologías. Estoy convencido de que ellas cambiarán para siempre nuestro modo de envejecer. Evidentemente, yo seguiré haciendo mis propias contribuciones a este emocionante campo.

LOS COMPUESTOS ATRAPADORES

Los compuestos atrapadores son moléculas que se han utilizado como instrumento de investigación para estudiar los radicales libres. Puesto que los radicales libres tienen una existencia de un nanosegundo, resulta muy difícil el estudio de estas moléculas reactivas, ya sea en un tubo de ensayo o en el cuerpo humano. Los compuestos atrapadores capturan y retienen los radicales libres. En cuanto se ha vinculado a un compuesto atrapador, la vida del radical libre alarga su existencia más allá de la fracción de segundo, con lo que puede medirse y estudiarse. Sin embargo, se ha demostrado que los compuestos atrapadores no son sólo un elemento de investigación o un medio de diagnóstico. En efecto, son muy terapéuticos.

Cuando los compuestos atrapadores capturan los radicales libres estos se desactivan y no pueden llevar a cabo sus funciones negativas habituales. En cuanto el radical libre es capturado e inutilizado por los compuestos atrapadores ya no puede perjudicar la membrana plasmática celular. Tal como hemos aprendido, ello significa que los compuestos atrapadores son poderosos antiinflamatorios.

Se ha avanzado mucho en la investigación de otros potentes compuestos atrapadores de baja toxicidad. El doctor David Becker de la Universidad de Florida ha llevado a cabo una investigación sobre nuevos compuestos atrapadores, en concreto las denominadas nitronas. El doctor Becker descubrió una clase de nitronas denominadas de azuleno. Es interesante comprobar que las nitronas de azuleno cambian su color del verde al violáceo cuando atrapan radicales libres. Esto significa que en realidad los científicos pueden observar la acción de estos compuestos atrapadores sin necesidad de utilizar unos caros dispositivos electrónicos como los espectrómetros. Los compuestos atrapadores son elementos insólitos por su calidad de liposolubles y pueden concentrarse en la membrana plasmática celular y protegerla contra los daños causados por los radicales libres.

Esta nueva clase de compuestos atrapadores es aproximadamente cuatrocientas veces más potente que uno de los primeros que se descubrió, la fenilbutil nitrona (PBN), sobre la que escribí en mi primer libro, *The Wrinkle Cure*. Se han utilizado elementos químicos como la PBN para el tratamiento de personas que han padecido apoplejía. En la apoplejía, el cerebro se ve privado de oxígeno, lo que desencadena un estallido de actividad por parte de los radicales libres. La membrana plasmática celular de las células nerviosas queda dañada y se produce una intensa respuesta inflamatoria. Cuando los científicos administraron compuestos atrapadores de nitrona a los pacientes que habían sufrido apoplejía descubrieron una considerable disminución de la incidencia de problemas como la pérdida del habla y la parálisis. Los compuestos atrapadores de nitrona de azuleno, investigados y desarrollados por el doctor Becker, poseen una toxicidad menor que los compuestos atrapadores de nitrona estudiados anteriormente. Su perfil más seguro y su condición liposoluble ha convertido a estos nuevos compuestos atrapadores en excelentes antiinflamatorios cuando se aplican a la piel.

Las nitronas de azuleno han demostrado poseer importantes virtudes antiinflamatorias en un estudio reducido centrado en sus posibles efectos al añadirse a una loción y aplicarse sobre la piel inflamada por los rayos ultravioleta. Se aplicaron estos nuevos compuestos atrapadores a la piel tres veces al día y las rojeces remitieron rápidamente. Se está estudiando actualmente la acción antiinflamatoria de los compuestos atrapadores aplicados a la piel para el tratamiento del envejecimiento de esta. Los nuevos compuestos atrapadores constituirán probablemente una parte importante de los nuevos productos tópicos antienvejecimiento y casi seguro que cuando el lector lea este capítulo estén ya al alcance del público.

LA TERAPIA MEDIANTE LA LUZ

Durante años los dermatólogos han utilizado la luz para el tratamiento de un gran número de enfermedades dermatológicas. La exposición a la luz del sol consigue la mejora de la psoriasis y de distintos tipos de eczema.

Se han usado distintas formas de terapia con luz, empleando luz ultra-violeta y productos químicos denominados psoralinas, para el tratamiento de determinadas formas de cáncer. Hoy en día, la terapia mediante la luz empieza a destacar en el tratamiento contra el envejecimiento de la piel.

La terapia con láser es, evidentemente, una forma de terapia con luz. La utilización del láser para el tratamiento de la piel envejecida tiene sus ventajas, aunque a veces su precio es muy elevado. El láser provoca una cierta destrucción de los tejidos. A menudo, los tratamientos con láser causan en el paciente una inflamación que dura semanas o meses y acelera el proceso del envejecimiento. Se están desarrollando actualmente nuevas formas de terapia con láser que provocan menos destrucción en los tejidos y disminuyen la respuesta inflamatoria.

Se ha demostrado que también otras formas de terapia mediante la luz resultan adecuadas para la mejora de la piel y la prevención de su envejecimiento. La luz del sol que vemos con nuestros ojos es una mezcla de los distintos colores del espectro y por ello nos parece casi blanca. Se crea un arco iris cuando las gotitas de agua suspendidas en el aire concentran la luz y permiten que las distintas longitudes de onda de la luz se hagan visibles. La luz azul, la que se ha demostrado que poseía ciertas virtudes antiinflamatorias, se caracteriza por una longitud de onda de entre 400 y 500 nanometros. Cuando se aplica luz azul a la piel se comprueba una mejora clínica. Más en concreto, aplicándola con ciertas frecuencias, periodos de tiempo e intensidades, la luz azul confiere a la piel un aspecto más suave. También se ha demostrado que resultan beneficiosas para la piel otras frecuencias de luz en las gamas de los verdes y los rojos.

Probablemente dispondremos pronto de la terapia mediante la luz, en especial en la gama azul, para obtener estos beneficios. Los filtros pueden eliminar los rayos de luz perjudiciales y los demás colores y dejar tan sólo el benéfico espectro azul. Imaginémonos en el futuro sentados bajo un parasol especial que filtra la luz. Entonces seremos capaces de disfrutar de la playa y al tiempo recibir efectos benéficos sobre nuestra piel, un avance que todos celebraríamos. La terapia mediante la luz para el tratamiento del envejecimiento de la piel es un campo de investigación muy prometedor sobre el que cada vez tendremos más noticias.

EL MILAGRO DE LA ETERNA JUVENTUD: LA ESTIMULACIÓN ELÉCTRICA Y QUÍMICA DE LOS MÚSCULOS PARA CONSEGUIR UN ASPECTO MÁS JOVEN

Un día, un hombre de cuarenta años se mira al espejo y ve la falta de tersura en sus pectorales y bíceps. Pese a no considerarse vanidoso, toma la resolución de mejorar su aspecto poniéndose en forma. Se apunta a un gimnasio y comienza el entrenamiento con pesas. Día tras día va siguiendo la rutina, realizando «*curls*» y «*press* de banco». Pasan entre seis y ocho semanas y se ha incrementado su fuerza; utiliza mancuernas con más peso para conseguir la misma resistencia. Junto con el aumento de la fuerza muscular, se fija en que el pecho y los bíceps, antes con la piel caída, se han estirado, han adquirido tono y también un abultado contorno. (Como sabemos ya, con la mejora del tono muscular, los músculos se acortan, crean estiramiento y dan un aspecto más joven. El envejecimiento provoca pérdida de tono muscular, que conlleva la falta de tersura y el alargamiento de los músculos.)

Este mismo hombre de cuarenta años, después de mirarse al espejo y comprobar la flaccidez en el pecho y los brazos, ¿se habría planteado acudir al cirujano plástico para que le recortaran los músculos y se los cosieran y conseguir así un nuevo tono en estas partes del cuerpo? Lo dudo. Y aunque lo hubiera hecho, los citados músculos habrían quedado tirantes. Probablemente consiguieran un aspecto más firme, pero parecerían poco naturales, y, por tanto, habrían perdido el aire joven. Por otra parte, tampoco habría solucionado el problema de raíz: la debilidad del tejido muscular. Por absurdo que parezca, esta es la opción que toman miles de personas todos los días para sus músculos faciales.

Una mujer de cuarenta años, por ejemplo, se mira al espejo y ve unos profundos surcos en su frente y unas líneas verticales entre los ojos, efectos del debilitamiento y alargamiento de los músculos de esta zona, que provoca cambios en la capa cutánea. La mujer, en lugar de intentar fortalecer dichos músculos, la garantía de conseguir un aspecto más joven, pide al médico que se los paralice por medio del Botox, uno de los tratamientos cosméticos más corrientes hoy en día. Durante los últimos doce años se ha utilizado Botox en distintas aplicaciones y posee un excelente perfil de seguridad. Dicho producto, al tiempo que paraliza los músculos de la frente, suaviza temporalmente los surcos profundos. Se trata de un procedimiento rápido, simple e indoloro. Los estudios realizados con la utilización de la tecnología DMAE en periodos de seis a doce meses han demostrado que conseguían los mismos efectos que el Botox de una forma más natural, como se ha observado en las fotografías de los ensayos clínicos de DMAE de Johnson & Johnson.

Si bien han tenido siempre un gran interés para mí los efectos positivos del ejercicio en los músculos, no existen sistemas prácticos para realizarlos en los músculos faciales. Mis pacientes me preguntan a menudo cuál es la efectividad de la estimulación eléctrica de los músculos. No he visto estudio alguno que demostrara las ventajas de los aparatos de estimulación eléctrica para la prevención y la solución de la flaccidez en la piel. Intrigado con los resultados de la aplicación tópica del DMAE, pensé que si se utilizaba este junto con estimulación eléctrica podían conseguirse unos resultados más espectaculares que sólo con el DMAE.

Los aparatos de estimulación eléctrica que encontramos hoy día en el mercado son voluminosos y complicados de utilizar. Quería investigar sobre la efectividad de la estimulación muscular eléctrica pero no me apetecía trabajar con uno de esos aparatos de pesado metal o plástico. Así pues, ideé un guante de estimulación eléctrica. Es simple y manejable y se ajusta perfectamente a la mano. En las puntas de los dedos del guante se sitúan unos electrodos que pueden colocarse sobre la piel encima de los músculos importantes. Se aplica entonces un impulso eléctrico de distinta intensidad a los citados músculos faciales con una simple presión de la punta de los dedos, lo que provoca la repetida contracción de los músculos y, en efecto, el ejercicio de estos.

Llevé a cabo un estudio en el que se combinaba el guante de estimulación eléctrica con las aplicaciones de DMAE dos veces al día. Obtuve unos resultados espectaculares. Después de tres meses de aplicar dicha combinación al rostro, constatamos unos resultados que con DMAE solo se tardaba muchísimo más en conseguir. El estudio demostró tajantemente que la estimulación eléctrica junto con la aplicación tópica de DMAE reducía la flaccidez en el rostro, las mandíbulas y el cuello; reducía las arrugas; y aumentaba la firmeza de la piel. Quienes participaron en el estudio comprobaron que habían recuperado los contornos juveniles en el rostro y mejorado muchísimo su aspecto. Los pacientes que siguieron utilizando el aparato sacaron aún más ventajas.

LABIOS CARNOSOS Y DE ASPECTO JUVENIL

Uno de los detalles inesperados que descubrimos con la utilización de DMAE junto con la estimulación eléctrica, fue el aumento del volumen, el contorno y el color de los labios. Los pacientes que se aplicaron productos para el volumen con DMAE antes de los ejercicios de estimulación eléctrica consiguieron unos resultados sorprendentes. En un periodo de tres a cuatro meses de estimulación de los músculos de alrededor de la boca, mis pacientes constataron, y yo mismo observé, unos cambios muy gratificantes. Lo más sorprendente fue comprobar que los pacientes jóvenes, que no mostraban síntomas de envejecimiento facial o pérdida de volumen en los labios, consiguieron un aumento en el tamaño de estos. Todo esto significa que una persona de labios finos puede darles un aspecto más carnoso y atractivo sin tener que recurrir a la cirugía o a inyecciones de algún producto, como el colágeno. Mis pacientes de más edad constataron que, además de conseguir un volumen y un contorno más definido en los labios, su boca presentaba más definición en las comisuras y se les había reducido la irritación y la escamación provocada por los lápices de labios.

He constatado que la estimulación eléctrica, además de tener efectos positivos en la musculatura de debajo, resulta también efectiva para la propia estructura de la piel. Los pacientes de piel seca vieron como la estimulación de los músculos faciales afectaba la producción sebácea y normalizaba la piel reseca e irritada. El uso de estimulación eléctrica durante un largo periodo confiere grosor y juventud a la piel, así como un brillo patente. Si se aplica al mismo tiempo DMAE, se disminuyen muchísimo las ojeras y las bolsas.

La observación clínica ha confirmado que los pacientes que siguen un tratamiento con DMAE y estimulación eléctrica incluso pueden reforzar sus pestañas y cejas. A medida que nos hacemos mayores, el pelo en estas zonas pierde cuerpo y densidad. Uno de mis pacientes que utilizó DMAE y estimulación eléctrica comprobó una mayor vigor en el crecimiento del cabello de la parte interior del cuero cabelludo, hecho que no he podido confirmar mediante examen clínico. Habrá que emprender un estudio de mayor envergadura para investigar esta emocionante posibilidad.

Algunos pacientes consideraron que les robaba demasiado tiempo el ejercicio con el guante durante treinta minutos al día y optaron por aplicarse solamente DMAE. Yo suelo repetirles que los mejores resultados se obtienen con DMAE en conjunción con la estimulación eléctrica. El tiempo invertido es mínimo si se compara con los extraordinarios cambios que genera la técnica. Los pacientes que han seguido con la estimulación eléctrica durante un periodo de entre cuatro y seis meses han constatado unos resultados óptimos. La estimulación eléctrica junto con la mejora que proporciona el DMAE ha de convertirse en una opción realista y definitiva para el mantenimiento de unos contornos juveniles, un tono mejorado y un cutis radiante, resultados comparables a los que se consiguen con la cirugía estética. No puedo recomendar esta opción sin reservas a quienes quieran parar el reloj y conseguir de nuevo el rostro de su juventud.

Siempre habrá tiempo para la cirugía estética, pero podemos retrasar el comienzo de estos procedimientos invasivos. Muchos cirujanos plásticos recomiendan DMAE junto con estimulación eléctrica como programa preoperatorio, puesto que los músculos tonificados exigen menos corrección quirúrgica. Suponiendo que la cirugía no sea tan radical, los resultados, aparte del aspecto más natural, también durarán más.

ELEMENTOS PARA AUMENTAR LA LUMINOSIDAD DE LA PIEL

Raro es el día que pasa sin que un paciente —y normalmente es una mujer— se queje de que le han aparecido unas manchas oscuras en la piel, especialmente en la frente, mejillas y mentón. Esta afección, conocida como melasma, es causada por la interacción de hormonas (por ejemplo estrógeno en la piel, que es la razón por la cual a menudo se presenta en embarazadas o mujeres que utilizan anticonceptivos orales) y la acción del sol. Los tratamientos actualmente al alcance para combatir el melasma no resultan ni de lejos satisfactorios, y consisten en la aplicación tópica de productos decolorantes, como la hidroquinona, el Retin-A y el ácido kojico. Se trata de unas terapias que exigen un periodo de tratamiento larguísimo y no resultan del todo efectivas.

Tal como comentábamos en el capítulo 5, la piel asiática puede tener como característica la falta de luminosidad. Muchos de mis pacientes asiáticos buscan constantemente productos que les den brillo en la piel. Otros pacientes de piel oscura, latina o afroamericana, sufren también por la aparición de manchas oscuras a la mínima señal de inflamación en la piel. Les ha ayudado hasta cierto punto el ácido alfa lipoico por vía tópica, aunque yo no estoy del todo satisfecho con los resultados.

Un accidente fortuito —ocurrido mucho antes de que yo entrara en la facultad de medicina— me proporcionó la clave para un excelente tratamiento para dar luminosidad a la piel. Yo siempre había tomado grandes dosis de vitamina C y había descubierto el ácido L-ascórbico puro, en polvo, que mezclaba con agua y lo tomaba unas cuantas veces al día. Como quiera que la vitamina C es terriblemente inestable, hay que mezclar la solución cada vez que quiera tomarse. Yo tenía por costumbre mezclar los polvos de vitamina C con el agua en la cocina y llevarme arriba, a la habitación, el vaso.

Al cabo de un tiempo observé con consternación unas destacadas manchas de color naranja y amarillo en mi nueva moqueta. Intenté quitarlas con productos especiales para las alfombras pero no hubo nada que hacer. Llamé al fabricante de la moqueta y me mandaron un experto para investigar y limpiar las manchas. El hombre me contó que la moqueta en cuestión no era defectuosa y que creía que yo la había expuesto a un agente decolorante que quitaba el color de la fibra. Aquello me desconcertó. Tenía que empezar un trabajo de detective. Enseguida comprobé que las manchas formaban un rastro desde la cocina, pasando por la escalera, hasta mi dormitorio. Por lo visto, de vez en cuando derramaba unas gotas de solución con vitamina C al subir el vaso. La vitamina C desteñía una moqueta de la que me habían garantizado el color inalterable. Nunca se me había ocurrido que la vitamina C tuviera este poder blanqueador. ¿Pero como se podía explotar dicho poder en beneficio de los pacientes? (Como recordará el lector, el problema de la vitamina C estriba en que no es práctica para la piel, pues es muy inestable e irritante.) Tenía que descubrir una sustancia que poseyera las excepcionales virtudes decolorantes de la vitamina C sin los efectos secundarios irritantes.

Ácido *alfa hydroxy tetronic*

La molécula del ácido *alfa hydroxy tetronic* es similar a la de la vitamina C con la única salvedad de que pierde una cadena lateral de átomos. A causa de esta configuración, el poder antioxidante del ácido *tetronic* es incluso más efectivo que el de la vitamina C.

Yo creí en la efectividad blanqueante del ácido *alfa hydroxy tetronic* aplicado a la piel. Se trata de un ácido que no es tóxico y además resulta mucho menos irritante que el ácido L-ascórbico de la vitamina C. Incorporé ácido *tetronic* alfa hydroxy a una loción tópica y me la apliqué en una reducida zona del reverso de la mano. Me sorprendió agradablemente comprobar que, en un par de horas, la piel de la zona en la que había aplicado la crema era más clara que la del resto de la mano. El ácido *tetronic* alfa hydroxy parecía ser un agente antimanchas de la piel extraordinario. Un estudio más completo llevado a cabo por un grupo de cirujanos plásticos confirmó mis observaciones sobre el ácido *alfa hydroxy tetronic*: actúa con mucha más rapidez que otros productos contra las manchas de la piel descubiertos hasta hoy.

Si se aplica de forma uniforme sobre amplias zonas de la piel, el ácido *alfa hydroxy tetronic* le confiere un aspecto más luminoso. Se ha popularizado mucho entre mis pacientes asiáticos, pues elimina con gran efectividad el tono amarillento que suele darse en este tipo de piel. Resulta eficaz para todos los tonos de piel y también puede mezclarse con otros agentes que confieren luminosidad para aprovechar la sinergia. Estoy convencido de que el ácido *alfa hydroxy tetronic* —sin otro aditivo— tiene la máxima efectividad para la eliminación de las molestas manchas oscuras o claras de la piel. Me atrevería a afirmar que se convertirá en el agente creador de luminosidad del futuro.

LA TELOMERASA: UNA TENTATIVA HACIA LA INMORTALIDAD

La célula tiene un periodo vital finito. Cuando una célula envejece, deja de dividirse, proceso al que se denomina senectud. Sólo existe una excepción a esta regla: las células del cáncer. Estas son inmortales. Lo irónico del caso es que la única célula inmortal sea la que acaba con nuestra vida. Los investigadores se han centrado en el hecho de que las células normales no pueden dividirse indefinidamente. Han asociado la incapacidad de la célula de dividirse con el acortamiento de una parte del cromosoma denominada telomero. Cada vez que se divide una célula, se parte una pequeña porción del extremo del cromosoma. Este acortamiento sigue hasta que ya no queda materia que dividir. Los científicos han utilizado incluso la longitud del telomero del extremo del cromosoma para determinar la edad cronológica de una persona, algo así como lo inverso a contar las anillas de un árbol.

Las células del cáncer se dividen constantemente y no pasan a la senectud porque contienen una enzima denominada telomerasa. La citada enzima añade DNA al extremo del telomero, lo alarga y permite a la célula dividirse indefinidamente sin alcanzar nunca la senectud. Los investigadores han intentado buscar la fórmula de introducir la enzima telomerasa en las células sanas para aumentar sus periodos de vida. Jerry Shay, doctor del Southwestern Medical Center de la Universidad de Texas, introdujo la enzima telomerasa en las células de nuestro cuerpo que crean el colágeno. Descubrió con ello que estas células, conocidas como fibroblastos, seguían dividiéndose sin llegar a la senectud. Tras los estudios del doctor Shay se han llevado a cabo más investigaciones, que han demostrado que las células pueden dividirse indefinidamente sin convertirse en cancerosas. Por otra parte, los investigadores estudian la forma de extraer la telomerasa de las células cancerosas para que el cáncer pueda perecer y conseguir que las células envejezcan y mueran.

Conocemos la forma de introducir la telomerasa en las células de la piel, utilizando una loción tópica que contenga liposomas. Los liposomas se fusionan con la membrana celular y permiten que la telomerasa penetre en la célula. Se están estudiando actualmente productos con telomerasa y en un plazo de entre cinco y diez años podremos disponer de una crema antienvejecimiento extraordinaria. Yo mismo sigo este campo de investigación con gran interés y con la esperanza de poseer un producto práctico en un futuro próximo.

TERAPIA DE SUSTITUCIÓN HORMONAL

La terapia de sustitución hormonal es un campo en el que investigan constantemente médicos e investigadores como estrategia para hacer frente al envejecimiento. Los complementos a base de alguna de las hormonas de la juventud, como la testosterona, el estrógeno, DHEA o la hormona del crecimiento humano consiguen disminuir los niveles del cortisol, la hormona de la destrucción. Las mujeres llevan años ya con terapia de sustitución hormonal y actualmente ya hay hombres que toman testosterona al envejecer.

Existe otro tipo de estrategia hormonal tanto para hombres como para mujeres que es muy polémico: los complementos con hormona del crecimiento humano. En un primer estudio se inyectó hormona del crecimiento humano a unos hombres durante un periodo de seis meses. Mostraron un claro aumento en las funciones cognoscitivas, incluyendo la memoria, un aumento de la masa muscular, disminución de la grasa corporal, un corazón, unos pulmones y unos riñones más llenos de salud, un incremento en la densidad ósea, una mejora en el estado de ánimo y la energía y también un aumento de la libido. Si bien los resultados fueron emocionantes se registró también un inconveniente. En los subsiguientes estudios en los que se utilizó la hormona del crecimiento inyectada en dosis similares a las del primer estudio se descubrieron unos efectos secundarios inaceptables.

Los estudios se alargaron hasta un periodo de un año o más y entonces los investigadores constataron que una dosis prolongada de estos complementos podía causar diabetes, artritis y síndrome del túnel carpiano, lo que convirtió los resultados en algo decepcionante.

En estudios más recientes se han aplicado dosis inferiores de la hormona del crecimiento inyectable con una frecuencia mayor a fin de imitar la forma en que nuestra glándula pituitaria segrega la hormona del crecimiento humano. Dichos estudios han revelado menos efectos secundarios y los mismos beneficios que se obtuvieron en dosis más altas.

Sigue en proceso de experimentación la inyección de hormona del crecimiento humano y no disponemos de suficientes datos para asegurar su fiabilidad. Cuando los médicos administran hormona del crecimiento humano a sus pacientes, controlan los niveles terapéuticos mediante un metabolito de la hormona denominado factor de crecimiento insulínico tipo 1. La hormona del crecimiento humano no puede medirse de forma directa pues sólo puede detectarse en la sangre durante unos minutos. En cambio el factor de crecimiento insulínico tipo 1 es una molécula que favorece la inflamación y presenta unos altos niveles en el cuerpo de las personas mayores, más sedentarias, así como en los pacientes de cáncer, aparte de que existe una relación estrecha entre el factor de crecimiento insulínico tipo 1 y el riesgo de padecer cáncer. Así pues, los avances recientes en suministro transdérmico de hormona del crecimiento humano proporcionan las ventajas terapéuticas y evitan el riesgo del factor de crecimiento insulínico tipo 1.

Otra estrategia novedosa y esperanzadora para la administración de los complementos con hormona del crecimiento es la utilización de aminoácidos o de péptidos cortos para que el propio cuerpo libere la hormona del crecimiento humano a partir de la pituitaria. Se trata de un método más seguro, ya que disponemos de los mecanismos de retroalimentación normal y de control cuando la hormona es producida por nuestro propio cuerpo. Por otra parte, cuando se administran estos péptidos que promueven la liberación de la hormona del crecimiento junto con otros péptidos que tienen actividad inflamatoria, como el péptido que emite la hormona del sexo, constatamos un aumento de los niveles de la hormona del crecimiento y al tiempo un descenso que parecería contradictorio de los niveles del factor de crecimiento insulínico tipo 1. Algunos de estos productos más nuevos pueden aplicarse a la piel en forma de loción, la cual se absorbe y se obtiene un incremento de la circulación de la hormona del crecimiento. A este método se le critica el hecho de que al principio el producto funciona pero más tarde, la pituitaria agota sus reservas de la hormona del crecimiento y la utilización subsiguiente ya no resulta efectiva. Deberán aclarar la controversia los médicos que administran normalmente el tratamiento.

Yo he llevado a cabo una amplia investigación sobre los sistemas de administración transdérmica de una serie de medicamentos y nutrientes. El trabajo ha desembocado en un estudio clínico en el que puede administrarse insulina a los diabéticos mediante la simple fricción con una crema que contenga insulina, utilizando mi tecnología transdérmica en lugar de las jeringas y agujas hipodérmicas. La administración de nutrientes, como aminoácidos y vitaminas, por media de la vía transdérmica es un campo esperanzador y prácticamente ilimitado. En algunos casos, por ejemplo, he tratado a algunos pacientes con simples aminoácidos para aliviar la tensión, aumentar la libido o incrementar unos niveles críticos de glutatión.

LAS HORMONAS TÍMICAS

El timo se encarga de la función de una parte importante de nuestro sistema inmunológico. Esta glándula, situada en el pecho, desarrolla más actividad durante nuestra adolescencia y empieza a reducirse cuando pasamos al estado adulto. El timo produce una serie de hormonas que han sido objeto de minuciosas investigaciones desde la década de 1960. Estas hormonas, además de afectar el rendimiento de nuestro sistema inmunológico, desarrollan actividad en todas las zonas de nuestro cuerpo. Incluso se ha demostrado que actúan en el cerebro y afectan nuestro estado de ánimo. Se han estudiado extractos de la glándula del timo, denominados timosín. Todos recordamos la historia del muchacho dentro de la burbuja que tenía que mantenerse aislado del mundo pues no poseía un sistema inmunológico adecuado. Este muchacho finalmente recibió un tratamiento a base de una parte de timosín con péptidos biológicamente activos. La citada parte recibió el nombre de fracción 5, importante en la regulación y la función de las células inmunológicas denominadas linfocitos. Alan Goldstein, doctor que ejerció primero en la Universidad de Texas y actualmente es profesor y director del Departamento de Bioquímica y Biología Molecular de la facultad de medicina de la Universidad George Washington, llevó a cabo buena parte del trabajo realizado con la fracción 5. Dicha fracción 5, que contiene 23 péptidos distintos, se administró al muchacho de la burbuja. Su sistema inmunológico tuvo con ello capacidad suficiente y el muchacho pudo abandonar el caparazón protector. Se ha demostrado que la fracción 5 actúa de forma similar a la hormona del crecimiento. Tenemos ante nosotros un emocionante campo de estudio para combatir el envejecimiento, ya que ello significa que la fracción 5 puede afectar el crecimiento y la actividad celular. Además, la fracción 5 prácticamente no presenta toxicidad.

El doctor Goldstein siguió su investigación y descubrió que uno de los péptidos biológicamente activos, que formaba parte de la fracción 5, resultaba aun más prometedor. El citado péptido, denominado timosín beta-4, posee un enorme potencial en el campo del antienvejecimiento. Todos nos hemos familiarizado con la importancia de la inflamación en el proceso del antienvejecimiento y las enfermedades relacionadas con este. Yo he centrado mi investigación en la búsqueda de antiinflamatorios efectivos y he visto que el timosín beta-4 promete mucho en este campo. También sabemos que la cortisona, medicación prescrita rutinariamente por los médicos, tiene importantes efectos antiinflamatorios. No obstante, sus efectos secundarios negativos limitan su utilización a unos periodos de tiempo muy corto. La investigación ha demostrado que las células corporales producen timosín beta-4 cuando se les administra cortisona. El timosín beta-4 es un antiinflamatorio de gran eficacia y podrá utilizarse probablemente en sustitución de los esteroides, efectivos aunque peligrosos, y así se evitarán sus efectos secundarios.

Una de las zonas más sensibles del cuerpo es la de los ojos, y la fina lente que los recubre (la córnea) puede resultar dañada. Se ha utilizado el timosín beta-4 en ensayos clínicos para curar la córnea después de una lesión. En estas pruebas se demostró que con dicha terapia se disminuía la inflamación y en unos días se curaba la córnea. También se ha probado la acción del timosín beta-4 en heridas, donde se ha constatado una rápida cicatrización. Es más, ha funcionado incluso en heridas crónicas en personas diabéticas, quienes tienen dificultades en este sentido a consecuencia de una circulación sanguínea problemática. A pesar de que no se han llevado a cabo todavía los ensayos, es probable que se consigan importantes éxitos con el timosín beta-4 en el envejecimiento de la piel. Puesto que sabemos que la inflamación, ya proceda de la exposición al sol o del metabolismo, daña la piel de forma parecida a cualquier otro tipo de herida, a buen seguro que la aplicación de esta eficaz molécula antiinflamatoria representará un adelanto importantísimo.

Todo lo anterior no ha sido más que una breve revisión de los emocionantes avances en el cuidado de la piel que ha envejecido y que esperamos poder disfrutar en un futuro próximo. De momento, poseemos conocimientos sobre los tratamientos y técnicas más actuales para recuperar el frescor juvenil y la tersura de la piel, así como retrasar la aparición de los surcos, arrugas y flaccidez. Siguiendo el programa de 28 días para la eliminación de las arrugas descubriremos la clave para acceder a nuevos niveles de energía y lozanía.

Si estamos atentos a las necesidades del cuerpo y le proporcionamos una nutrición adecuada, actividad y relajación, viviremos más tiempo y conseguiremos una mayor calidad de vida. Y si consumimos los alimentos y los complementos que nos convienen y cuidamos nuestra piel con productos que respondan a los últimos experimentos científicos para combatir la inflamación, nuestra piel reflejará nuestro estado de ánimo mejorado. No hay nada que contribuya más al aspecto saludable que una piel lozana, tersa y suave.

Espero sinceramente que el lector considere que el programa le ha compensado como a la gran mayoría de mis pacientes. Me produce un inmenso placer presentar la vía correcta para la eliminación definitiva de las arrugas. Estoy convencido de que quien haya leído la obra experimentará la misma alegría al comprobar la extraordinaria transformación conseguida con mi programa.

Apéndice A
RECETAS PARA EL PROGRAMA PERRICONE

El programa Perricone para la eliminación de las arrugas es fácil de seguir y es poco exigente a la hora de cocinar o de hacer preparados especiales. Para luchar contra los radicales libres, cambiar de raíz los síntomas del envejecimiento y mantenerse en una vía saludable de vida, es conveniente aprender unas cuantas recetas simples para añadir variedad y sabor al régimen.

Mi programa de 28 días exige proteínas y verduras cada día. Si se prefiere cocinar un mínimo, simplemente se debe asar a la parrilla el pescado o pollo y cocer al vapor las verduras. Si se desea cambiar un poco, se utiliza una de las recetas siguientes. Por ejemplo, el día 4 la cena consiste en coles de Bruselas. Se pueden hervir al vapor unas cuantas coles en la cocina o el microondas o se puede seguir la sencilla receta de coles de Bruselas con manzanas asadas al horno.

VERDURAS: RESERVA DE ANTIOXIDANTES DE LA NATURALEZA

Espárragos a la parrilla

250 gramos de espárragos frescos.
1 cucharadita de aceite de oliva virgen extra.
Pimienta negra recién molida.
1 cucharada de perejil fresco bien troceado.

1. Colocaremos los espárragos en un plato, los aliñaremos con acei-te de oliva y sazonaremos con pimienta al gusto.
2. Daremos la vuelta para cubrirlos con aceite.
3. Los colocaremos sobre una parrilla bien caliente y los dejaremos hasta que empiecen a tostarse un poco. Los giraremos para que se cuezan por el otro lado.
4. Los pasaremos al plato y los aderezaremos con perejil.
    2 RACIONES.
Nota: Los espárragos fríos sobrantes son buenos en una ensalada.

Calabacín salteado o calabaza

2 dientes de ajo, troceados.
2 cucharaditas de aceite de oliva virgen extra.
2 calabacines medianos, cortados longitudinalmente.
1 cucharada de eneldo fresco.

1. En una sartén de 24 cm salteamos los ajos en el aceite de oliva a fuego medio.
2. Se añade el calabacín a lonchas y se le da vueltas hasta cubrirlo con el aceite y el ajo.
3. Se añade el eneldo fresco, se baja el fuego y se tapa la sartén unos minutos para cocer del todo.
    3 RACIONES.

Coles de Bruselas con manzanas asadas al horno

450 g de coles de Bruselas, limpias y enteras.
1 manzana, pelada, sin pepitas y cortada a octavos.
1 cucharadita de aceite de oliva virgen extra.

1. Precalentamos el horno a unos 190°.
2. En un cuenco amplio, mezclaremos las coles de Bruselas, las manzanas y el aceite.
3. Cubriremos con papel de aluminio una plancha del horno y extenderemos sobre ella la mezcla de manzanas y coles de Bruselas.
4. Lo dejaremos unos 20 minutos al horno sin cubrir.
   2 RACIONES.

Coliflor al horno

1 coliflor, cortada por sus tallos.
1 cucharadita de aceite de oliva virgen extra.
1 cucharada de perejil fresco muy picado.

1. Precalentaremos el horno a 190°.
2. Colocaremos la coliflor y el aceite de oliva en un cuenco.
3. Cubriremos una plancha para el horno con papel de aluminio y extenderemos sobre ella la coliflor.
4. Asaremos la coliflor durante 15 minutos, daremos la vuelta a los trozos y los dejaremos 15 minutos más.
   4 RACIONES.

Berenjenas asadas

3 berenjenas de piel morada.
2 cucharaditas de aceite de oliva virgen extra.
Un poco de pimienta negra recién molida.
3 dientes de ajo.
2 tomates maduros, troceados o una lata de 225 gramos de tomate troceado.

1 cucharada de queso parmesano rallado.
1 cucharada de orégano seco.

1. Precalentaremos el horno a 190°.
2. Cortaremos los rabos de las berenjenas; las cortaremos en trozos de 5 cm, que colocaremos en una cazuela.
3. Les añadiremos aceite de oliva y pimienta negra recién molida.
4. Cortaremos por la mitad los dientes de ajo y los colocaremos entre los trozos de berenjena.
5. Formaremos una capa de tomate encima de la berenjena y el ajo.
6. Lo espolvorearemos con el queso.
7. Hornearemos la cazuela 15 minutos. Le daremos la vuelta para dejarla 15 minutos más.
8. Adornaremos el plato con orégano.
   2 RACIONES.

Espinacas salteadas

1 kilo de espinacas frescas.
1 cucharadita de aceite de oliva virgen extra.
1 diente de ajo picado o machacado.
El zumo de medio limón.
Pimienta roja (opcional).

1. Limpiaremos a fondo las hojas de las espinacas, desechando los tallos.
2. Calentaremos aceite en una sartén.
3. Le añadiremos el ajo y lo saltearemos un momento.
4. Añadiremos las espinacas al aceite caliente con los ajos, cubriremos la sartén y la dejaremos en el fuego hasta que las espinacas se cuezan (uno o dos minutos).
5. Retiraremos la sartén del fuego, colocaremos las espinacas en un cuenco y las rociaremos con zumo de limón recién exprimido.
6. Podemos añadirle pimienta roja (si nos apetece).
   4 RACIONES

Nota: Puede prepararse este plato también con escarola, grelos u otras verduras.

ENSALADAS: EL PODER DE LOS ALIMENTOS CRUDOS

Un plato de hortalizas crudas, aliñadas con zumo de limón, ajo y un poco de aceite de oliva constituye una importante protección antioxidante. Las recetas que se presentan a continuación no son más que un ejemplo de lo que podemos conseguir con las múltiples hortalizas frescas de todos los colores que encontramos en el mercado.

Ensalada de tomate mediterránea

2 tomates grandes, a finas rodajas.
1 cucharadita de albahaca fresca picada.
1 cebolla roja pequeña, finamente cortada.
1 diente de ajo muy picado.
1 cucharadita de aceite de oliva virgen extra.
El zumo de un limón grande.
Pimienta negra recién molida.

1. Colocaremos las rodajas de tomate en una fuente.
2. Esparciremos la albahaca y la cebolla por encima de las rodajas.
3. En un cuenco mezclaremos ajo, aceite de oliva y zumo de limón y le añadiremos luego las hortalizas.
4. Esparciremos sobre la mezcla la pimienta. Para intensificar su sabor, prepararemos el plato con tiempo y lo dejaremos marinar aproximadamente una hora antes de servirlo, aunque es también delicioso si se sirve inmediatamente.
   4 RACIONES

Ensalada mediterránea picada

1 pepino, pelado y a dados, de 1/2 cm.
1 pimiento verde a dados de 1/2 cm.
3 tronchos de apio a dados de 1/2 cm.
225 g de tomates cherry partidos en 4 trozos.
2 cucharadas de cebolla roja picada.
2 cucharadas de perejil fresco muy picado.
1 cucharada de zumo de limón recién exprimido.

6 aceitunas negras sin hueso y troceadas.
60 gramos de queso feta desmenuzado.
2 cucharadas de aceite de oliva virgen extra.

Mezclaremos todos los ingredientes en un cuenco que no sea metálico y lo serviremos.
4 RACIONES.

Ensalada de la costa del Pacífico

750 g de col china, finamente troceada.
225 g de tirabeques, en finos trozos.
1 pimiento rojo troceado.
50 g de chalotes picados.
2 cucharadas de cilandro recién picado.
2 cucharadas de zumo de lima.
2 cucharadas de cebollas tiernas picadas.
1/2 cucharada de salsa de soja con bajo contenido en sodio.
1/2 de cucharadita de jengibre fresco rallado.
1 diente de ajo machacado.
1 cucharada de aceite de sésamo.
2 cucharadas de aceite de oliva virgen extra.
1 cucharada de avellanas picadas.

1. Mezclaremos la col, los tirabeques, el pimiento, el chalote y el cilandro.
2. Haremos una salsa con el zumo de lima, la cebolla, la salsa de soja, el jengibre, el ajo y los aceites de sésamo y oliva.
3. Añadiremos la salsa a las hortalizas y removeremos.
4. Decoraremos con las avellanas picadas.
   4 RACIONES.

Ensalada italiana de verano

120 gramos de tomates «cherry».
1 pimiento verde en finas rodajas.
1 lechuga cortada a trocitos.

120 gramos de hinojo finamente troceado.
60 gramos de cebolla roja, cortada en anillas.
6 aceitunas negras, sin hueso y troceadas.
4 rábanos cortados finamente.
2 cucharadas de aceite de oliva virgen extra.
El jugo de un limón.
1 diente de ajo, machacado.
1 pellizco de orégano seco.
Pimienta negra acabada de moler.

1. Mezclaremos juntos los siete primeros ingredientes.
2. Agitaremos juntos el aceite de oliva, el jugo de limón, el ajo y el orégano.
3. Echaremos el aliño en la ensalada, con suavidad, sazonaremos con pimienta negra acabada de moler al gusto.
   4 RACIONES.

Ensalada de garbanzos

500 gramos de garbanzos, escurridos.
1 diente de ajo, aplastado.
1 cucharada de aceite de oliva virgen extra.
1 cucharadita de romero fresco picado.

1. Mezclaremos los ingredientes en un cuenco que no sea metálico.
2. Dejaremos reposar la mezcla por lo menos una hora a temperatura ambiente para que se mezclen los sabores.
   4 RACIONES.

Ensalada cubana con frijoles

500 gramos de frijoles, escurridos.
120 gramos de pimiento amarillo, picado.
120 gramos de pimiento rojo picado.
120 gramos de apio picado.
2 cucharadas de cebolla roja picada.
1 cucharada de perejil fresco picado.

2 cucharadas de zumo de limón recién exprimido.
1 diente de ajo machacado.
1/2 de cucharadita de comino molido.
2 cucharadas de aceite de oliva virgen extra.

1. Mezclaremos los frijoles, el pimiento amarillo, el rojo, el apio, la cebolla y el perejil.
2. Batiremos el zumo de limón, el ajo y el comino.
3. Mezclaremos el aliño con la ensalada y serviremos el plato.
   4 RACIONES.

Ensalada de tres legumbres

500 gramos de garbanzos de lata.
500 gramos de judías de lata.
500 gramos de frijoles de lata.
2 dientes de ajo, picados.
El zumo de un limón recién exprimido.
2 cucharadas de aceite de oliva virgen extra.

1. Mezclaremos las legumbres en un cuenco de ensalada.
2. En una taza, combinaremos el ajo, el zumo de limón y el aceite de oliva.
3. Juntaremos las legumbres y el aliño y serviremos el plato.
   8 RACIONES.
Nota: Podemos crear unas deliciosas variaciones sin complicarnos la vida añadiendo a la mezcla pimiento, cebolla, apio, perejil u otros ingredientes.

La sopa: Un delicioso cuenco de antioxidantes

Sopa mediterránea de verdura con pollo

450 gramos de cebolla picada.
3 dientes de ajo picados.
2 cucharadas de perejil fresco picado.

1 cucharada de aceite de oliva virgen extra.
450 gramos de berza de Saboya en juliana.
225 gramos de judías verdes a trocitos de 1 cm.
60 gramos de apio a dados.
120 gramos de judías en lata aclaradas y escurridas.
120 gramos de tomate a dados.
120 gramos de calabacín a dados.
2 pechugas de pollo sin hueso ni piel.
1 litro y 1/2 de caldo de pollo o más, si se desea.
225 gramos de espinacas frescas en juliana.
Pesto (ver receta en pág 273).

1. Saltearemos la cebolla, el ajo y el perejil en aceite de oliva a fuego moderado.
2. Le añadiremos la col y lo dejaremos cocer hasta que esté blanda.
3. Pasaremos la mezcla a una olla. Le añadiremos las judías verdes, el apio, las judías, el tomate, el calabacín, el caldo y el pollo.
4. Lo mantendremos en el fuego durante 30 minutos a fuego lento. Dejaremos el recipiente tapado para conservar el sabor y evitar la pérdida de nutrientes en el vapor.
5. Añadiremos las espinacas y lo dejaremos un minuto más al fuego.
6. Repartiremos la sopa en cuencos y a cada uno le añadiremos una cucharada de pesto.
    8 RACIONES.

Sopa cubana con frijoles

75 cl de aceite de oliva virgen extra.
120 g de cebolla picada.
1/2 pimiento verde mediano picado.
1 cucharadita de perejil seco (o una cucharada de fresco).
4 dientes de ajo picados.
1 litro y 1/4 de caldo de pollo con poca sal.
150 g de frijoles secos, limpios, y remojados una noche.
1/2 cucharadita de hojas de orégano secas.
1/2 cucharadita de comino molido.
1/2 cucharadita de pimienta de cayena.

1. En una olla consistente para sopa calentaremos el aceite a temperatura media-alta. Le añadiremos la cebolla, el pimiento verde, perejil y el ajo y lo saltearemos todo unos seis minutos.
2. Le añadiremos el caldo de pollo, los frijoles, el orégano, el comino y la pimienta de cayena.
3. Llevaremos la mezcla a ebullición. Bajaremos el fuego y dejaremos la olla a fuego lento unos 55 minutos, o hasta que los frijoles estén tiernos. Retiraremos el recipiente del fuego y lo dejaremos enfriar.
4. Reduciremos la mitad del contenido a puré con una licuadora a baja velocidad, colocando en ella dos tazas cada vez.
5. Colocaremos de nuevo el puré en la olla y lo mezclaremos todo. Lo pondremos a fuego lento hasta que se haya calentado de nuevo.
4-6 RACIONES.

Sopa de pollo con verduras

1 kilo y 1/2 de pechugas de pollo sin piel ni huesos.
1 pimiento rojo o verde.
1 cebolla a dados.
225 g de brócoli fresco o congelado.
225 g de champiñones crudos.
2 tronchos de apio a dados.
4 ramitas de perejil fresco.
2 hojas de laurel.
1/2 cucharadita de tomillo.
2 cucharadas de eneldo fresco, picado.
2 dientes de ajo.
1 cucharada de aceite de oliva virgen extra.
425 g de judías pintas.

1. Cortaremos el pollo y lo colocaremos en una olla grande, añadiéndole agua hasta cubrir la carne.
2. Llevamos la olla a ebullición y luego la mantenemos a fuego lento 35 minutos.
3. Mientras se va haciendo el pollo, saltearemos un poco los pimientos, la cebolla, el bróculi, los champiñones, el apio, las especias y el ajo con el aceite.

4. Añadiremos las hortalizas salteadas a la sopa y dejaremos la olla tapada a fuego durante 1 hora y 1/2.
5. Cuando falten 15 minutos, le añadiremos las judías.
   8 RACIONES.

Guiso de almejas Manhattan

450 g de cebolla muy picada.
225 g de apio picado.
2 cucharadas de aceite de oliva virgen extra.
1 litro y cuarto de sopa de almejas.
1 cucharadita de tomillo.
1 hoja de laurel.
1 lata de tomate pelado y triturado de kilo.
120 g de perejil fresco picado.
2 latas de 400 gramos de almejas .

1. Saltearemos la cebolla y el apio en el aceite de oliva a fuego bajo hasta que estén tiernos.
2. Le añadiremos el resto, excepto las almejas, y lo dejaremos a fuego lento con el recipiente medio tapado durante 30 minutos.
3. Colocaremos las almejas y coceremos 5 minutos más la mezcla a fuego lento.
   4 RACIONES.

EL PESCADO: LA FUENTE DEFINITIVA DE PROTEÍNAS CONTRA EL ENVEJECIMIENTO

Cada mañana espero con ilusión tomarme un delicioso trozo de salmón a la parrilla. A mi hija de tres años también le encanta y a menudo se instala en mi regazo para engullir mi desayuno.

El pescado es un manjar delicioso preparado a la parrilla con un poco de zumo de limón al servirlo, pero también podemos utilizar una gran variedad de métodos de cocción y aliño para este alimento. Siguiendo el programa para la eliminación de las arrugas podremos saborear todo tipo de pescado con preparaciones de lo más tentadoras: desde el salmón «teriyaki» pasando por los mejillones al vapor hasta el lenguado a la papillote.

Salmón con pesto

120-175 g de filete de salmón.
2 cucharadas de pesto (ver receta en la página 273).
3 tomates «cherry» partidos por la mitad.

1. Precalentaremos al horno a 190°.
2. Cubriremos la chapa con papel de aluminio.
3. Colocaremos el salmón sobre el papel de aluminio y extenderemos encima una fina capa de pesto.
4. Colocaremos arriba las mitades de tomate.
5. Lo mantendremos en el horno 20 minutos.
   1 RACIÓN.

Salmón «teriyaki»

2 cucharadas de salsa de soja baja en sodio.
1 cucharada de jengibre acabado de picar.
120 gramos de chalotes picados.
1 cucharadita de ajo picado.
1 filete de salmón de 225 g.

1. Batiremos la salsa de soja, el jengibre, los chalotes y el ajo en un cuenco que no sea metálico.
2. Colocaremos el filete de salmón en una fuente plana y lo cubriremos con salsa de soja y jengibre. Lo dejaremos marinar 30 minutos.
3. Cubriremos con papel de aluminio la plancha del horno.
4. Pondremos el pescado sobre el papel de aluminio con el resto de los ingredientes marinados encima.
5. Lo dejaremos entre 5 y 7 minutos en el horno.
   1 RACIÓN GRANDE O 2 PEQUEÑAS

Gambas al ajillo

8 dientes de ajo fileteado.
1 cucharada de aceite de oliva virgen extra.
50 cl de zumo de limón recién exprimido.
1 pizca de pimienta de cayena.
450 g de gambas grandes.
74 g de perejil picado.

1. Mezclaremos el ajo, el zumo de limón, la pimienta de cayena y las gambas.
2. Dejaremos marinar la mezcla una hora en el frigorífico.
3. Calentaremos el aceite de oliva y saltearemos las gambas (tres minutos para cada lado).
4. Esparciremos el perejil encima y serviremos el plato
   3-4 RACIONES.

Lenguado en papillote

3 filetes de lenguado de 175 g.
1 tomate grande a rodajas muy finas.
12 hojas de albahaca fresca.
1 cucharada de aceite de oliva virgen extra.

1. Precalentaremos el horno a 220 grados.
2. Colocaremos los filetes de pescado en trocitos de papel de aluminio de unos cm^2.
3. Le pondremos encima el tomate y la albahaca.
4. Lo aliñaremos con el aceite de oliva.
5. Doblaremos el papel de aluminio para que forme una especie de sobre, doblando bien los extremos para que cierre.
6. Lo mantendremos sobre la plancha del horno durante 15 minutos.
   3 RACIONES.

Vieiras con ajo y perejil

1 cucharada de aceite de oliva virgen extra.
2 dientes de ajo muy picados.

450 g de vieiras escurridas.
2 cucharadas de perejil fresco picado.

1. Saltearemos el ajo y añadiremos las vieiras.
2. Mantendremos las vieiras en el fuego hasta que se doren ligeramente y luego las pasaremos al plato de servir.
3. Esparciremos el perejil encima.
   3-4 RACIONES

Mejillones al vapor

1 kilo y 1/2 de mejillones frescos.
1 cucharada de aceite de oliva virgen extra.
3 cucharadas de chalotes muy picados.
4 dientes de ajo laminados.
1 copa de vino blanco seco.
4 cucharadas de perejil fresco picado.

1. Limpiaremos los mejillones y los aclararemos en agua fría.
2. Calentaremos aceite en una cacerola.
3. Le añadiremos los chalotes y el ajo y lo saltearemos hasta que quede transparente.
4. Pondremos poco a poco los mejillones en la cacerola.
5. Introduciremos el vino blanco y el perejil.
6. Taparemos el recipiente y lo dejaremos cinco minutos a fuego lento hasta que los mejillones se abran. Desecharemos los que no se hayan abierto.
   4 RACIONES.

LAS AVES: OTRA EXTRAORDINARIA FUENTE DE PROTEÍNAS

Pechuga de pollo a la parrilla

1 cucharadita de aceite de oliva virgen extra.
1 cucharadita de zumo de limón recién exprimido.
1 diente de ajo en láminas.

1 cucharada de perejil fresco picado.

1 pechuga de pollo sin huesos ni piel partida en dos y aplanada.

1. Batiremos el aceite de oliva, el zumo de limón, el ajo y el perejil.
2. Le añadiremos la pechuga de pollo y la dejaremos marinar en el frigorífico durante 2 horas.
3. La coceremos a la parrilla o a la plancha 5 minutos por cada lado.
   2 RACIONES.

Pollo «teriyaki»

1 cucharada de salsa de soja con bajo contenido en sodio.

1 cucharadita de aceite de sésamo chino.

1 cucharadita de jengibre fresco rallado.

1 diente de ajo picado.

1 pechuga de pollo sin huesos ni piel partida o aplanada.

1. Batiremos todos los ingredientes excepto el pollo.
2. Le añadiremos el pollo, lo taparemos con una lámina transparente y lo dejaremos marinar en el frigorífico como mínimo cuatro horas.
3. Precalentaremos la parrilla unos 5 minutos.
4. Colocaremos encima el pollo sobre la plancha cubierta con aluminio.
5. La pondremos en el fuego a unos 10 cm de la llama y asaremos el pollo dejándolo 3 minutos por cada lado.
   2 RACIONES.

Pinchitos de pollo estilo Oriente Medio

1 cucharada de aceite de oliva virgen extra.

1/2 cucharadita de comino molido.

1/2 cucharadita de coriandro molido.

1/2 cucharadita de cúrcuma molida.

1 cucharada de perejil fresco muy picado.

2 cucharadas de zumo de limón recién exprimido.

1 diente de ajo grande picado.

1 pechuga de pollo sin huesos ni piel a tacos.
4 cebollas tiernas limpias y cortadas a dados.

1. Mezclaremos el aceite de oliva, las especias, el zumo de limón y el ajo.
2. Le añadiremos los tacos de pollo, los taparemos con película transparente y los dejaremos marinar como mínimo una hora en el frigorífico.
3. Ensartaremos los pedazos de pollo en los pinchos, alternándolos con los trozos de cebolla tierna.
4. Los pondremos a la parrilla dejándolos 4 minutos de cada lado.
    3 RACIONES.

Pechuga de pavo asada a la perfección

1 kilo y 1/2 de pechuga de pavo sin huesos.
2 cucharadas de aceite de oliva virgen extra.
3 cucharaditas de tomillo seco.
pimienta negra recién molida.
450 g de cebollas cortados en 4 trozos.
125 cl de caldo de pollo con bajo contenido en sodio.

1. Precalentaremos el horno a 190 ºC.
2. Impregnaremos la pechuga con una cucharada de aceite de oliva, el tomillo y la pimienta.
3. Con el aceite restante pondremos las cebollas en un recipiente para el horno.
4. Colocaremos la pechuga de pavo sobre las cebollas y le añadiremos el caldo de pollo.
5. La asaremos en el horno durante una hora aproximadamente. De vez en cuando rociaremos la carne con jugo del recipiente.
    7-8 RACIONES.

He aquí una deliciosa guarnición para la carne de ave o el pescado a la parrilla:

Pesto de albahaca

75 gramos de piñones.
3 dientes de ajo grandes.
350 g de hojas de albahaca fresca.
2 cucharadas de queso parmesano rallado.
1 cucharada de queso romano rallado.
120 cl de aceite de oliva virgen extra.

Colocaremos los piñones y el ajo en una picadora. Le añadiremos la albahaca y el queso y lo picaremos todo. Sin desenchufar la picadora, introduciremos en ella el aceite de oliva y seguiremos hasta que quede una mezcla compacta. Guardaremos la salsa en un pequeño recipiente en el frigorífico.

125 g DE SALSA.

Apéndice B
RECURSOS

Productos para el acné con ingredientes antiinflamatorios y antienvejecimiento

Clinical Creations: www.clinicalcreations.com

Productos antiinflamatorios antienvejecimiento

Productos con éster de vitamina C
Clinical Creations: www.clinicalcreations.com
Tiendas Sephora

Productos con ácido alfa lipoico
Clinical creations: www.clinicalcreations.com
Tiendas Sephora

Productos que contienen DMAE (NTP Complex)
Clinical creations: www.clinicalcreations.com
Tiendas Sephora
RoC

Productos que contienen polifenoles de aceite de oliva
Clinical creations: www.clinicalcreations.com

Productos que contienen fosfatidil colina
Clinical creations: www.clinicalcreations.com

Productos que contienen tocotrienoles
Clinical creations: www.clinicalcreations.com

Productos para la reducción de las cicatrices
Clinical creations: www.clinicalcreations.com

Productos con ácido alfa hidroxy
Pond's
Avon

Crema coenzima Q 10
Beiersdorf
Nivea Visage Antiarrugas Q 10
Juvena

Limpiadores

Cetaphil, barra-loción (Galderma)
Dove pastilla
Oil of Olay pastilla
Neutrogena loción limpiadora

Hidratantes

Piel grasa
Específicos piel grasa Estée Lauder

Piel normal y seca
Neutrogena loción tónica
Oil of Olay humectante con pantalla solar
Eucerin crema facial (Beiersdorf)

Protección solar

Índice mínimo de protección 15.
Breve lista de firmas que ofrecen excelentes protectores:

Productos Coppertone
Oil of Olay loción protectora con pantalla solar
Estée Lauder
Biersdorf, Eucerin loción facial
Avon

Vitaminas y complementos nutritivos

Envases multivitaminas para el programa Perricone completo:
Clinical creations: www.clinicalcreations.com

Envases de complementos para el metabolismo de la grasa corporal
Clinical creations: www.clinicalcreations.com
Tiendas Sephora
Establecimientos de alimentación natural

Información sobre complementos hormonales

La sabiduría de la menopausia, Dra. Christiane Northrup, Ediciones Urano, Barcelona.

Glutatión tópico
Clinical creations: www.clinicalcreations.com

Barras nutritivas proteínicas con bajo contenido glicémico y nutrientes clave contra el envejecimiento (DMAE, ácido alfa lipoico, éster de la vitamina C, etc.)
Clinical creations: www.clinicalcreations.com

Guante de estimulación muscular facial eléctrica

Clinical creations: www.clinicalcreations.com

Libros de meditación e inspiración para reducir los niveles de tensión

El poder sanador de las mascotas, Marty Becker, Editorial Norma, Colombia

Tratamiento tópico con hormona del crecimiento humano

Consultar al médico
Más información en www.balancederm.com

Apéndice C
GLOSARIO

ACETILCOLINA: neurotransmisor que provoca la contracción de los músculos.

ÁCIDO ALFA HIDROXY: Ácido exfoliante natural con propiedades antiinflamatorias procedente de la fruta, la leche y la caña de azúcar.

ÁCIDO ALFA LIPOICO: eficaz antioxidante hidrosoluble e hiposoluble.

ÁCIDO ARAQUIDÓNICO: compuesto inflamatorio producido por las células como respuesta a los radicales libres, que activa un estallido de incidentes inflamatorios.

ÁCIDO GAMMA LINOLÉNICO: ácido graso esencial.

ÁCIDO GRASO OMEGA-3: ácidos grasos esenciales antiinflamatorios que se encuentran en el pescado, los copos de avena, los frutos secos y los productos a base de soja. Los estudios han demostrado que los omega-3 disminuyen el riesgo de ataque al corazón, determinados tipos de cáncer, y alivian el dolor en la artritis.

ÁCIDO OLEICO: componente del aceite de oliva que permite al aceite omega-3 traspasar la membrana celular.

ÁCIDO TETRÓNICO: compuesto de estructura molecular muy parecido a la vitamina C que aclara y uniformiza la pigmentación irregular de la piel.

ALDEHÍDO: elementos químicos inflamatorios producidos en el metabolismo de las bebidas alcohólicas.

ANTIOXIDANTES: Sustancias que previenen o dificultan el desarrollo de los radicales libres.

AP-1: factor de transcripción activado por la luz del sol que estimula la secreción de una enzima denominada metaloproteinasa que asimila el colágeno.

CAPA BASAL: la capa inferior de la epidermis que genera nuevas células cutáneas.

CATECHINS: compuestos que estabilizan el colágeno y previenen la fragilidad capilar.

CICATRIZ HIPERTRÓFICA: cicatriz más alta y ancha que se desarrolla en el proceso de curación.

CITOQUINA: péptido inflamatorio producido por los linfocitos como respuesta a los radicales libres y otros agentes.

CITOSOL: el interior acuoso de la célula.

COLAGENASA: enzima producida por las células como respuesta a los radicales libres. Perjudica las fibras de colágeno, creando unas microcicatrices que desembocan en arrugas.

COLÁGENO: las fibras proteínicas que confieren resistencia y flexibilidad a la piel.

COMPUESTOS ATRAPADORES: técnica para detectar los radicales libres en los organismos vivos.

DERMIS: la capa inferior de la piel, en la que se encuentran las terminaciones nerviosas, las glándulas sudoríparas y también las fibras de colágeno y elastina.

DMAE (DIMETILAMINOETANOL): membrana antioxidante estabilizadora, precursora de la acetilcolina.

EPIDERMIS: capa exterior de la piel.

FACTOR DE NECROSIS DE TUMORES: compuesto inflamatorio capaz de inhibir el crecimiento de un tumor.

FACTOR NUCLEAR KAPPA B: factor de transcripción desencadenado por la tensión oxidante, la cual, a su vez, estimula la producción de las interleucinas, altamente inflamatorias.

FACTORES DE TRANSCRIPCIÓN: compuestos que elabora el cuerpo y desencadenan procesos de transcripción genética.

FENILBAUTILNITRONA: compuesto atrapador que se utiliza para recoger y detectar los radicales libres.

FIBRAS DE ELASTINA: fibras proteínicas que, junto con el colágeno, mantienen el vigor y la textura de la piel.

FIBROBLASTOS: células que producen colágeno y elastina.

FLAVONOIDES: elementos fitoquímicos (basados en las plantas) con importantes propiedades antioxidantes.

FOSFATIDILCOLINA: se encuentra de forma natural en la lecitina y protege la membrana plasmática celular.

GLICACIÓN: adhesión del azúcar a una proteína. Cuando se produce en las fibras de colágeno se crea un entrecruzamiento que lleva a la pérdida de elasticidad y de tono en la piel.

GLUTATIÓN PEROXIDASA: enzima esencial para la eliminación de las toxinas generadas en el metabolismo de los lípidos.

GRASA SATURADA: ácido graso que aumenta el riesgo de las enfermedades cardíacas. Se encuentra sobre todo en las grasas animales, como la mantequilla, así como en la carne de vacuno y porcino.

HIDROXITIROSOL: polifenol antioxidante que se encuentra en el aceite de oliva virgen extra italiano.

HORMONA DEL CRECIMIENTO HUMANO: hormona secretada por la glándula pituitaria. La disminución de sus niveles en el envejecimiento se ha relacionado con el aumento de peso, la flaccidez en la piel y la pérdida de energía.

INDOLAS: eficaces compuestos anticancerígenos que contienen la berza, las coles de Bruselas, la coliflor y la col rizada.

LEUCOTRIENO: compuesto desencadenado por la explosión de ácido araquidónico, que provoca cambios inflamatorios en todo el cuerpo.

LICOPENO: compuesto antioxidante que se encuentra en los tomates.

MELANOCITO: célula de la piel que produce y contiene el pigmento melanina.

MEMBRANA PLASMÁTICA CELULAR: capa exterior de la célula en la que producen el mayor perjuicio los radicales libres.

NIVEL DE REDOX: proporción entre radicales libres y antioxidantes en la célula.

ÓXIDO NÍTRICO INDUCIBLE: producto metabólico que causa la relajación del músculo liso.

PALMITATO ASCÓRBICO: forma liposoluble de la vitamina C. Denominado también éster de la vitamina C.

POLIFENOLES: bioflavonoides antioxidantes que se encuentran en el té y el vino tinto.

PROANTROCIANIDINAS: eficaces antioxidantes que se encuentran en las hojas de pino, las uvas y los arándanos, los cuales incrementan las propiedades antioxidantes de las vitaminas E y C.

PROSTAGLANDINAS: grupo de compuestos inflamatorios derivados del ácido araquidónico.

QUERATINA: proteína que constituye la base primaria del pelo, las uñas y la piel.

QUERCETIN: antioxidante polifenol que se encuentra en el vino tinto.

RADICALES LIBRES HIDROXY: forma del radical libre especialmente dañina.

RADICALES LIBRES: moléculas inestables que provocan inflamación y estimulan el envejecimiento.

ROSÁCEA: inflamación crónica de la piel de la nariz, la barbilla y la frente, caracterizada por la rojez y las erupciones parecidas a las del acné.

SECRETAGOGUE: compuesto que aumenta la secreción en las células.

SUPERÓXIDO DISMUTASA: antioxidante que produce el cuerpo como respuesta a los radicales libres.

TENSIÓN OXIDANTE: medio intensamente oxidante en el interior de las células en el que se produce un exceso de radicales libres y falta de antioxidantes.

TOCOFEROL: fracción de la vitamina E que desactiva los radicales libres.

TOCOTRIENOL: fracción de la vitamina E de gran poder antioxidante.

BIBLIOGRAFÍA

Alarcón de la Lastra, C., Barranco, M. D., Motilva, V., y Herrerías, J. M. «Mediterranean diet and health. Biological importance of olive oil». *Curr Pharm Des.,* julio 2001, 7(10). 933-950.

Benton, D. «The impact of the supply of glucose to the brain on mood and memory», *Nutr.Rev.*, enero 2001, 59(1 Pt 2). S20-1.

Briante, R., La Cara, F., Tonziello, M. P., Febbraio, F. y Nucci, R. «Antioxidant activity of the main bioactive derivatives from oleuropein hydrolysis by hyperthermophilic beta-glycosidase», *J Agric Food Chem*, julio 2001, 49(7). 3.198-3.203.

Brod., S. A. «Unregulated inflammation shortens human functional longevity», *Inflamm Res.*, noviembre 2000,49(11). 561-570.

Christman, J. W., Blackwell, T. S. y Juurlink, B. H. «Redox regulation of nuclear factor kappa B. Therapeutic potential for attenuating inflammatory responses», *Brain Pathol.*, enero 2000, 10(1). 153-162.

D'angelo, S., Manna, C., Migliardi, V., Mazzoni, O., Morrica, P., Capasso, G., Pontoni, G., Galletti, P. y Zappia, V. «Pharmacokinetics and metabolism of hydroxytyrosol, a natural antioxidant from olive oil», *Drug Metab Dispos.*, noviembre 2001, 29(11). 1.492-1.498.

de la Puerta, R., Martínez Domínguez, M. E., Ruiz-Gutiérrez, V., Flavill, J. A. y Hoult, J. R.»Effects of virgin olive oil phenolics on scavenging of reactive nitrogen species and upon nitrergic neurotransmission», *Life Sci.*, julio, 2001, 27, 69(10). 1.213-1.222.

Ferrari, E., Casarotti, D., Muzzoni, B., Albertelli, N., Cravello, L., Fioravanti, M., Bolerte, S. B. y Magrl, F.»Age-related changes of the adrenal secretory pattern. Possible role in pathological brain aging», *Brain Res Rev.*, noviembre 2001, 37(1-3). 294-300.

Gandini, S., Marzenich, H., Roberston, C., *et al.* «Meta-analysis of studies on breast cancer risk and diet the role of fruit and vegetable consumption and the intake of associated micronutrients», *Eur J Cancer* (Inglaterra), marzo 2000, 36(5). 636-646.

Genecov, D.G., Salyer, K. E., Kemer, M. A., Goldberg, S., Cho, J. y La Internationalsociety Of Cleft Lip And Palate. «Alpha lipoic acid (ALA) and sacar formation in repaired cleft lips», junio, 2001, (462). 495-499.

Gordon, M. H., Paiva-Martins, F. y Almeida, M. «Antioxidant activity of hydroxityrosol acetate compared with that of other olive oil plyphenols», *J Agric Food Chem.*, Mayo 2001, 49(5). 2.480-2.485.

Grimble, R. F. «Nutritional modulation of immune function», *Porc Nutr Soc.*, agosto 2001, 60(3). 389-397.

Guerci, B., Bohme, P., Kearney-Schawarts, A., Zannad, F. y Drouin, P. «Endothelial dysfunction and type 2 diabetes. Part 2. altered endothelial functions and the effects of treatments in type 2 diabetes mellitus», *Diabetes Metab.,* septiembre 2001, 27(4 Pt 1). 436-447.

Haennel, R. G. y Lemire, F. «Physical activity to prevent cardiovascular disease. How much is enough?» *Can Fam Physician.*, enero 2002, 48. 65-71.

Hagen, T. M., Liu, J., Lykkesfeldt, J., Wehr, C. M., Ingersoll, R. T., Vinarsky, V., Bartholomew, J. C. y Ames, B. N. «Feeding acetyl-L-carnitine and lipoic acid to old rats sgnificantly improves metabolic function while decreasing oxidative stress», *Proc Natl Acad Sic USA,* febrero 2002, 19(6). 1.073-1.080.

Hayden, J. M. y Reaven, P. D. «Cardiovascular disease in diabetes mellitus type 2. A potential role for novel cardiovascular risk factors», *Curr Opin Lipidol.,* octubre 2000, 11(5). 519-528.

Hedbon, E. y Hauselmann, H. J. «Molecular aspects of pathogenesis in osteoarthritis. The role of inlammation», *Cell Mol Life Sei*, enero 2002, 59(1). 45-53.

Heffelfinger, A. K. y Newcomer, J. W. «Glucocorticoid effects on memory function over the human life span», *Dev Psychopathol.*, verano 2001, 13(3). 491-513.

Hensley, K., Robinson, K. A., Gabbita, S. P., Salsman, S. y Floyd, R. A. «Reactive oxygen species, cell signaling, and cell injury», *Free Radic Biol. Med.,* mayo 2000, 15; 28(10). 1.456-1.462.

Hu, F. B., van Dam, R. M. y Liu, S. «Diet and risk of type 2 diabetes. The role of types of fat and carbohydrate», *Diabetologia,* julio 2001, 44(7). 805-817.

James, M. J., Gibson, R. A. y Cleland, L. G. «Dietary polyunsaturated fatty acids and inflammatory mediator production», *Am j Clin Nutr.,* enero 2000, 71(1 Supl.). 343S-348S.

Lavrovsky, Y., Chatterjee, Clark, R. A. y Roy, A. K. «Role of redox-regulated transcription factors in inflammation, aging and age-related diseases». *Exp Gerontol.,* agosto 2000, 87(3). 201-204.

Lichtenberger, L. M., Romero, J. J., De Ruitjer, W. M., Behbod, F., Darling, R., Ashraf, A. Q. y Sanduja, S. K.»Phosphatidylcholine association increases the anti-inflammatory and analgesic activity of ibuprofen in acute and chronic rodent models of joint inflammation. Relationship to alterations in bioavailability and cyclooxygenase-inhibitory potency», *J Pharmacol Exp Ther.,* julio, 2001, 298(1). 279-287.

Lim, C. P., Chu, T., Yang, F., Beech, W., Frautschy, S. A. y Cole, G. M. «The curry spice curcumin reduce oxidative damage and amyloid pathology in an Alzheimer transgenic mouse», *J Neurosci.,* noviembre 2001, 1, 21(21). 8.370-8.377.

Lingelbach, L. B., Mitchell, A. E., Rucker, R. B. y Mcdonald, R. B. «Acumulation of advanced glycation endproducts in aging male fischer 344 rats during long-term feeding of various dietary carbohydrates», *J Nutr.,* mayo 2000, 130(5). 1.247-1.255.

Liu, J., Head, E., Gharib, A. M., Yuan, W., Ingersoll, R. T., Hagen, T. M., Cotman, C. W. y Ames, B. N. «Memory loss in old rats is associated with brain mitochondrial decay and RNA/DNA oxidation. Partial reversal by feerding acetyl-L-carnitine and/or R-alpha-lipoic acid», *Proc Natl Acad Sci Usa,* febrero 2002, 19, 99(4). 1.876-1.881.

Liu, J., Killilea, D. W. y Ames, B. N. «Age-associated mitochondrial oxidative decay. Improvement of carnitine acetyltransferase substrate-binding affinity and activity in brain by feeding old rats acetyl-L-carnitine and/or R-alphalipoic acid», *Proc Nat Acad Sci Usa*, febrero, 2002, 19, 99(4). 1.876-1.881.

Liu, S. y Manson, J. E. «Dietary carbohydrates, physical inactivity, obesity, and the «metabolic syndrome» as predictors of coronary heart disease», *Curr Opin Lipidol*, agosto 2001, 12(4). 395-404.

Lorgeril de, M., y Salen, P. «Mediterranean type of diet for the prevention of coronary heart disease. A global perspective from the seven countries study to the most recent dietary trials», *Int J Vitam Nutr Res.*, mayo 2001, 71(3). 166-172.

Martínez-Domínguez, E., de la Puerta, R. y Ruiz-Gutiérrez, V. «Protective efects upon experimental inflammation models of a polyphenol-supplemented virgin olive oil diet», *Inflamm Res.*, febrero 2001, 50(2). 102-106.

Melhem, M. F., Craven, P. A., Liachenko, J. y Derubertis, F. R. «Alpha-lipoic acid attenuates hyperglycemia and prevents glomerular mesangil matrix expansion in diabetes», *J Am Soc Nephrol.*, enero 2001, 13(1). 108-116.

Middleton, E. Jr., Kandaswami, C. y Theoharides, T. C. «The effects of plant flavonoids on mammalian cells. Implications for inflammation, heart disease, and cancer», *Pharmacol Rev.*, diciembre 2000, 52(4). 673-751.

Mulvihill, N. T., y Foley, J. B. «Inflammation in acute coronary syndromes». *Heart,* marzo 2002, 87(3). 201-204.

Normand, S., Khalfallah, Y., Louche-Pleissier, C., Pachiudi, C., Antoine, M. J., Blanc, S., Desage, M., Riou, J. P. y Laville, M. «Influence of dietary fat on postprandial glucose metabolism (exogenous and endogenous) using intrinsically (13)C-enriched durum wheat», *Br J Nutr.*, julio 2001, 86(1). 3-11.

Owen, R. W., Giacosa, A., Hull, W. E., Haubner, R., Spiegelhalder, B. y Bartsch, H. «Olive-oil consumption and health. The possible role of antioxidants», *Lancet Oncol.*, ocutbre 2000, 1. 107-112.

Owen, R. W., Giacosa, A., Hull, W. E., Haubner, R., Spiegelhalder, B. y Bartsh, H. «The antioxidant/anticancer potential of phenolic compounds isolated from olive oil», *Eur J Cancer*, junio 2000, 36(10). 1.235-1.247.

Pawlak, D. B., Bryson, J. M., Denyer, G. S. y Brand-Miller, J. C. «High glycemic index starch promotes hypersecretions of insulin and higher body fat in rats without affecting insulin sensitivity», *J Nutr.*, enero 2001, 131(1). 99-104.

Pérez-Bernal, A., Muñozpérez, A. y Camacho, F. «Management of facial hyperpigmentation», *Am J Clin Dermatol.*, septiembre-octubre 2000, 1(5). 261-268.

Perricone, N. Nagy, K., Horvath, F., Dajko, G., Uray, I. y Zs-Nagy, I. «The hydroxyl free radical reactions of ascorbyl palmitate as measured in various in vitro models»,Biochem Biophys Res Commun., septiembre 1999, 7, 262(3). 661-665.

Perricone, N. V. «Topical 5 % alpha lipoic acid cream in the treatment of cutaneous rhytids», *Aesthetic Sugery Journal*, mayo-junio 2000, 20(3). 218-222.

Perricone, N., Nagy, K., Horvath, F., Dajko, G., Uray, I. y Zs-Nsgy, I. «Alpha lipoic acid (ALA) protects proteins aginst the hydrogy free radical-induced alterations. Rationale for its geriatric apllication», *Arch Gerontol Geriatr.*, julio-agosto 1999, 29(1). 45-46.

Podda, M. Zollner, T. M., Grundmann-Kollmann, M., Thiele, J. J., Packer, L. y Kaufmann, R. «Activity of alpha-lipoic acid in the protection against oxidative stress in skin*», Curr Probl Dermatol.*, 2001, 29. 43-51.

Purba, M. B., Kouris-Blazos, A., Wattanapenpaiboon, N., Lukito, W., Rothenberg, E. M., Steen, B. C. y Wahlqvist, M. L. «Skin wrinkling. Can food make a difference?, *J Am Coll Nutr.*, febrero 2001, 20(1). 71-80.

Radak, Z., Taylor, A.W., Ohno, H. y Goto, S. «Adaptation to exercise-induced oxidative stress. From muscle to brain»,*Exerc Immunol Rev.*, 2001, 7. 90-107.

Roman, R.J. «P-450 metabolites of arachidonic acid in the control of cardiovascular function», *Physiol Rev.,* enero 2002, 82(1). 131-185.

Sosne, G., Chan, C. C., Thai, K., Kennedy, M., Szliter, E. A., Hazlett, L. D. y Kleinman, H. K. «Thymosin beta 4 promotes corneal wound healing and modulates inflammatory mediators in vivo», *Exp Eye Res.*, mayo 2001, 72(5). 605-608.

Spiteller, G. «Peroxidation of linoleic acid and its relation to aging and age dependent diseases», *Mech Ageing Dev.,* Mayo 2001, 31; 122(7). 617-657.

Terman, A. .»Garbage catastrophe theory of aging. Imperfect removal of oxidative damage», Redox Rep. , 2001, 6(1).15-26

Trichopoulou, A., Lagiou, P., Kuper, H. Y Trichopoulos, D. «Cancer and Mediterranean dietary traditions», *Cancer Epidemiol Biomarkers Prev.*, septiembre 2000, 9(9). 869-873.

Tung, R. C., Bergfeld, W. F., Vidimos, A. T. y Remzi, B. K. «Alpha-hydroxy acid-based cosmetic procedures. Guidelines for patient management», *Am J Clin Dermatol.*, marzo-abril, 2000, 1(2). 81-98.

Visioli, F., Borsani, L. y GallI, C. «Diet and prevention of coronary heart disease. The potential role of phytochemicals», *Cardiovasc Res* (Países Bajos), agosto 2000, 18, 47(3). 419-425.

Visioli, F., Galli, C., Plasmati, E. Viappiani, S., Herández, A., Colombo, C. y Sala, A. «Olive phenol hydroxytyrosol prevents passive smoking-induced oxidative stress», *Circulation*, octubre 2000, 31, 102(18). 2.169-2.171.

Visioli, F., Poli, A. y Gall, C. «Antioxidant and other biological activities of phenols from olives and olive oil», *Med Res Rev.*, enero 2002, 22(1). 65-75.

Wallenfeldt, K., Hulthe, J., Bokemark, L., Wikstrand, J. y Fagerberg, B. «Carotid and femoral atherosclerosis, cardiovascular risk factors and C-reactive protein in relation to smokeless tobacco use or smoking in 58-year-old men», *J Intern Med.*, diciembre 2001, 250(6). 492-501.

WANG, S. Y. y LIN, H. S.»Antioxidant activity in fruits and leaves of blackberry, raspberry, and strawberry varies with cultivar and developmental stage», *J Agric Food Chem.*, febrero 2000, 48(2). 140-146.

Willet, W.C. *Eat, drink, and be healthy. The Harvard Medical School Guide to healthy*, Simon & Shuster Source, Nueva York, 2001.

Yim, M. B., Yim, H. S., Lee., C, Kang, O. y Chock, P.B. «Protein glycation. Creation of catalytic sites for free radical generation», *Ann NY Acad Sci.,* abril 2001, 928. 48-53.

Zammit, V. A., Waterman, I. J., Topping, D. y Mckay, G. «Insulin stimulation of hepatic triacyglycerol secretion and the etiology of insulin resistance», *J Nutr.*, agosto 2001, 131(8). 2.074-2.077.

Zheng, W. y Wang, S. Y. «Antioxidant activity and phenolic compounds in selected herbs», *J Agric Food Chem.*, noviembre 2001, 49(11). 5.165-5.170.

Ziboh, V. A., Miller, C. C. y Cho, Y. «Metabolism of polyunsaturated fatty acids by skin epidermal enzymes. Generation of anti-inflammatory and antiproliferative metabolites», *Am J Clin Nutr.*, enero 2000, 71(1 Supl.). 361S-366S.

Ziboh, V.A., Miller, C. C. y Cho, Y. «Metabolism of polyunsaturated fatty acids by skin epidermal enzymes. Generation of anti-inflammatory and antiproliferative metabolites», *Am J Clin Nutr.*, enero 2000, 71(1 Supl.). 361S-366S.

ÍNDICE ALFABÉTICO

menú de tres días, 23
merlán, 75
mermelada, 54
mero, 75
— lobo, 75
miel, 54
minerales, 116
mitocondrias, 34, 35
moras, 57

N

nadar, 171, 172
naranjas, 54
nata, 55
— agria, 57
nectarinas, 57
NTP complex, 150
nueces, 57, 59

O

ojeras, 94
ojos, bolsa de, 20, 145
—, hinchazón de, 20
omega-3, 21, 69, 72, 75, 78, 84
omega-6, 21, 75, 78, 127
omega-9, 84
OPC, 126
osteoporosis, 29
oxígeno, 35

P

PA-1, 41
palidez, 94
palmitato ascórbico, 113
palomitas de maíz, 55
pan, 49, 55
— blanco, 52

papaya, 55
pargo, 75
párpados caídos, 145
— cansados, 145
pasas, 55
pasta, 44, 55
pasteles, 55
pastillas de jabón, 161
patatas, 44, 49, 55
pato, 55
pavo, 57, 272
PBN, 243
pepinillos, 55
pepinos, 57
peras, 57
perejil, 57
pesas, 192, 193
pescado, 64, 210, 267
pesto de albahaca, 273
pez espada, 57, 74
— sable, 74
picnogenol, 126
piel afroamericana, 164
— apergaminada, 50
— asiática, 166
— bonita, 177
— del norte de Europa, 163
— grasa, 161, 276
— joven, 94
— latina, 167
— lozana, 67
— mediterránea, 165
— normal, 161, 277
— radiante, 93
— seca, 161, 277
— suave, 93, 94
— tersa, 94
—, cuidados de la, 159
—, luminosidad, 248
—, manchas oscuras, 248

ÍNDICE

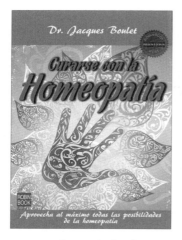

CURARSE CON LA HOMEOPATÍA
Dr. Jacques Boulet

Cómo interpretar los síntomas para descubrir las causas espirituales de la enfermedad.
Junto a detallados análisis de las más diversas enfermedades y su significado para el afectado, Dahlke se ocupa muy detalladamente de cómo tratar cada una de ellas. Así, el médico y psicoterapeuta describe en este libro una gran cantidad de cuadros patológicos concretos con el objetivo de ayudar al lector a leer e interpretar sus propios síntimas y establecer con posterioridad la relación con las causas espirituales de la enfermedad. Se trata de un libro irreemplazable, muy adecuado como obra de consulta y para le estudio profundo de la interrelación entre cuerpo y alma.
· Las enfermedades leves de la piel como los hongos o las verrugas.
· Cómo interpretar los síntomas de numerosos trastornos de la salud.
· Un estudio del cáncer desde sus vertientes fisiológica, cultural y social.

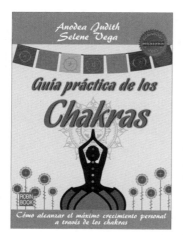

GUÍA PRÁCTICA DE LOS CHAKRAS
Anodea Judith y Selene Vega

La recuperación de la mente, el cuerpo y el espíritu a través de los chakras.
Un libro sumamente práctico que nos ofrece gran número de ejercicios físicos, técnicas de respiración, medtaciones, visualizaciones, ejercicios de autoexploración y autoconocimiento para equilibrar, restaurar el funcionamiento correcto de los chakras y descubrir cómo se manifiesta en todos los aspectos de nuestra vida cotidiana.
· Cómo aliviar algunos trastornos físicos, como el estreñimiento, la anorexia o las afecciones de garganta.
· Cómo lograr una perfecta correspondencia entre cada uno de los chakras principales.
· Cómo aprender a abrir y cerra los chakras, lograr un perfecto equilibrio entre los chakras superiores e inferiores y remover los bloqueos energéticos.
· De qué manera puede alcanzarse una sexualidad más plena e íntimamente relacionada con la emotividad.
· Qué alimentos, priedras preciosas o animales se relacionan con cada uno de los chakras principales.
· Cómo lograr un desarrollo armónico de las energías ascendentes y descendentes para alcanzar la plenitud funcional.

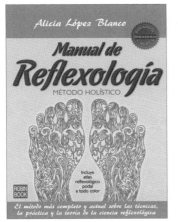

MANUAL DE REFLEXOLOGÍA
Alicia López Blanco

Un completísimo manual ilustrado teórico y práctico sobre la reflexología y su poder curativo desde la perspectiva de la medicina holística.
Bajo un sólido marco teórico, esta obra expone una exhaustiva y detallada descripción práctica de las formas de aplicación de las técnicas manuales, verbales y diagnósticas. También propone cómo desarrollar sesiones generales y específicas para tratar problemas puntuales, así como precisas indicaciones para realizar la lectura de los pies y una interpretación holística de los síntomas corporales que facilite la decodificación de los mensajes que emite el cuerpo a través de los desequilibrios.

· La filosofía del holismo y su desarrollo en la reflexología podal.
· Aproximación reflexológica a la anatomía humana.
· Interpretación holística de los distintos desórdenes y trastornos.
· Aplicación de las técnicas manuales, verbales y diagnósticas para la curación.
· Orientación para la realización de programas reflexológicos aplicados a problemas de salud concretos: sesiones generales y sesiones específicas.
· Cómo leer e interpretar el mensaje de los pies.

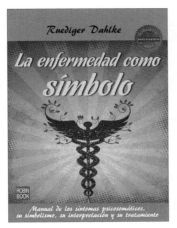

LA ENFERMEDAD COMO SÍMBOLO
Ruediger Dahlke

Por el autor de los *bestsellers* LA ENFERMEDAD COMO CAMINO y EL MENSAJE CURATIVO DEL ALMA.
Ruediger Dahlke concibe la enfermedad como un proceso lleno de sentido, como una vía del alma para trasladar a la conciencia los conflictos psíquicos no resueltos. Para ello es necesario conocer la interpretación simbólica de los síntomas de las enfermedades, es decir, descifrar el mensaje de la enfermedad. Este manual, que incluye unos 400 cuadros patológicos con más de 1.000 síntomas, brinda apoyo tanto al terapeuta como al lector que realiza un tratamiento médico o de autoayuda, y permite al usuario plantearse, bajo su propia responsabilidad, las tareas convenientes que le indica la enfermedad. De este modo es posible:

· Saber con qué áreas de nuestra conciencia se relacionan las diferentes regiones y órganos del cuerpo (vesícula, próstata, ovarios, columna vertebral, etc.)
· Conocer el significado asociado a los problemas que afectan a cada órgano o parte concreta del cuerpo.
· Encontrar una terapia o vía de solución adecuada, tanto en el plano físico como psíquico, para cada trastorno o dolencia.
· Conocer los significados últimos de todas las enfermedades y trastornos: desde la esclerosis múltiple, el cáncer, el alzheimer, el sida o el estrés hasta una simple migraña.